"闽南吴氏中医妇科传承丛书"编委会

名誉主编：阮诗玮
名誉副主编：刘建忠
顾问：夏桂成　肖承悰　尤昭玲　罗颂平　韩　冰
主审：刘敏如　阮诗玮
主编：吴　熙　潘丽贞
常务副主编：严　炜　王小红　李　红　吴　岩
副主编：吴涓婷　王鹭霞　黄熙理　陈　敏　吴阿娇　黄　玲　林金妹
　　　　魏海茵　王　英
常务编委：王　玲　王赞英　何朱光　林东红　陈小燕　林　岚
　　　　李　健　周淑萍　邱旦林　黄昌慧　廖　越
编委：方玉萍　肖坤宁　余再秋　余芳秋　张福霖　陈公强　陈再慈
　　　林俊禄　陈振芙　林康群　林木庆　林丽平　游湘云　秦友莲
　　　林惠贞　陈　严　朱亨炯　林淑芳　林继春　谢幼金　俞鼎芳
　　　刘文钦　张　琦　林永珠　杨维玲　林珠英　高恒心　谢丹宇
　　　刘昌兴　林铭婉　张　玲　杨露荑　林　梅　林泽琛　李惠娟
　　　李吉英　陈　莹　官　涵　陈德珠　黄润琼　邓增秀　陈研霏
　　　殷雪莉　庄青云　连爱琴　张丽玉　王琳琳　罗忆凡　陈海英
学术秘书：吴　滢　杨露荑　官　涵　陈吉英　陈德珠　王琳琳
　　　　张丽玉　罗忆凡　陈海英　陈　玲

闽南吴氏中医妇科传承丛书

闽南吴氏
妇科传承蕴秘

福建中医药大学附属人民医院
吴熙全国名老中医专家传承工作室
全国劳动模范吴熙劳模工作室

吴熙　吴涢婷　吴岩　著

厦门大学出版社　国家一级出版社
　　　　　　　　全国百佳图书出版单位

图书在版编目(CIP)数据

闽南吴氏妇科传承蕴秘/吴熙,吴涢婷,吴岩著.—厦门:厦门大学出版社,2016.5

(闽南吴氏中医妇科传承丛书)

ISBN 978-7-5615-5984-0

Ⅰ.①闽…　Ⅱ.①吴…②吴…③吴…　Ⅲ.①中医妇科学-临床医学-经验-中国-现代　Ⅳ.①R271.1

中国版本图书馆 CIP 数据核字(2016)第 104782 号

出 版 人	蒋东明
责任编辑	眭 蔚
美术编辑	李夏凌
封面设计	魏智海
责任印制	许克华

出版发行	厦门大学出版社
社　　址	厦门市软件园二期望海路 39 号
邮政编码	361008
总 编 办	0592-2182177　0592-2181253(传真)
营销中心	0592-2184458　0592-2181365
网　　址	http://www.xmupress.com
邮　　箱	xmupress@126.com
印　　刷	厦门市明亮彩印有限公司

开本	889mm×1194mm　1/32
印张	5.625
插页	2
字数	142 千字
版次	2016 年 5 月第 1 版
印次	2016 年 5 月第 1 次印刷
定价	30.00 元

本书如有印装质量问题请直接寄承印厂调换

厦门大学出版社
微信二维码

厦门大学出版社
微博二维码

弘扬医法

治病救人

国医大师班秀文题词

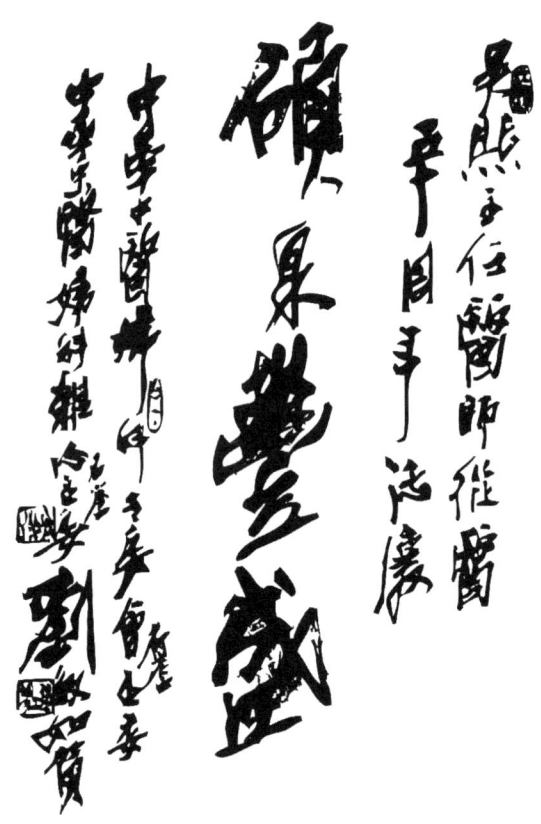

国医大师刘敏如题词

杏林春暖发新枝

橘井流香溉①海

江苏省中医院 夏桂成题
一九九〇·三月五日

国医大师夏桂成题词

序 一

祖国医学是世界宝贵文化遗产之一,深入发掘、发扬光大这一伟大宝库,不仅有利于我国人民健康事业发展,而且可以充实世界医学,意义深远。继承发扬祖国医学遗产,是当前我国中医药事业发展的重要任务,中医从业者应脚踏实地,勤勉不懈,奋发努力,从整理古代文献与历代名家临床经验的点滴做起,聚沙成塔,集腋成裘。

闽南吴氏妇科流派传承至今242年历11代,其七世医吴瑞甫是我国著名的中医大师,学生遍布东南亚和港、澳、台,在新加坡创立中医杂志、中医医院、中医公会等,享誉海内外。福建省名中医吴熙主任医师是闽南吴氏妇科第九代传人,从事中医妇科学术、临床研究59年,业绩斐然,颇有建树。福建中医药大学附属人民医院吴熙全国名老中医专家传承工作室成员及吴熙的学术传人潘丽贞、严炜、王小红、李红、黄熙理、王鹭霞、吴阿娇、吴涢婷、陈敏、吴岩等65人在吴熙主任医师带领下,撰写了《闽南吴氏妇科传承蕴秘》《闽南吴氏不孕症诊疗经典经验》《闽南吴氏妇科病诊疗经典经验》《妇科肿瘤预测学》四部专著,出版发行。

吴熙主任医师打破"吴氏秘方不得外传"的祖训,广泛授徒,著书立说,值得广大中医医师学习和借鉴。四部专著是进一步整理、研究中医妇科之佳作,对发掘闽南文化,促进两岸中医学术交流将起到积极的推动作用。

故乐为之序!

福建省卫生计生委副主任
主任医师、教授、博导　阮诗玮
2016年4月19日

序 二

吴熙主任是我国著名的中医妇科学家,他出身于延陵吴氏中医世家。吴氏从河南迁至厦门同安,自一世医至今已传十一世,皆业中医。吴熙为吴氏九世医,师从其父吴永康学习吴派家传学术经验,又拜游书元、俞慎初、俞长荣、姜春华、哈荔田为师,学习医史、文献、经典著作、妇科等知识来充实吴派学术体系。他长期致力于中医妇科临床、教学、科研工作,在中医治疗不孕症和疑难杂症等领域具有很深的造诣,为振兴中医妇科事业作出了杰出贡献,是一位德艺双馨的国家级名老中医。

2012年,国家中医药管理局确定在福建中医药大学附属人民医院建设吴熙全国名老中医专家传承工作室,整理和研究吴熙名老中医药专家学术思想,探索建立中医药学术传承和推广应用的有效方法和创新模式。自工作室成立以来,吴熙主任孜孜不倦地带领着闽南吴氏妇科流派继承人、传人、学生,整理、研究吴氏临床实践经验、辨证论治方法,以及用药制方思路等,已撰写出版《吴熙中医妇科学》等著作13部,另有《闽南吴氏妇科传承蕴秘》《闽南吴氏不孕症诊疗经典经验》《闽南吴氏妇科病诊疗经典经验》《妇科肿瘤预测学》四部专著2016年由厦门大学出版社出版发行。这四部专著收录了吴熙工作室各成员发表的论文、吴熙诊疗妇科临床疾病的特色方法、吴熙治疗不孕症的临床诊疗经验方及现代药理研究、吴熙治疗各类妇科疾病的经典处方及处方方解,涵盖了吴氏历代妇科经典处方和治疗特色,足以让妇科界医者比较全面地了解和学习闽南吴氏妇科临床诊疗之精粹。

老骥伏枥,志在千里。吴老虽已76高龄,仍老当益壮,一心扑在中医临床和教学工作中,是吾辈学习之楷模。

是以为序。

福建中医药大学附属人民医院党委书记、院长
福建中医大学附属康复医院院长　主任医师、教授、硕导　刘建忠

2016 年 4 月 22 日

前 言

中医妇科学是中医学重要组成部分，也是中医学中最具优势和特色的学科之一。自古以来，诸多医家在妇科领域作出了杰出贡献，逐渐形成自己完整的理论体系，推动了妇科学科发展。新中国成立后，中医妇科发展更加蓬勃，百花齐放，百家争鸣，群星璀璨，涌现出一大批医术与医德双馨的医学专家，推动着中医妇科学理论体系进一步完善，临床经验不断丰富。

为了继承和发扬闽南吴氏妇科流派的学术思想和临床经验，遵循习近平总书记在全国政协十二届三次会议民革、台盟、台联委员联组会所说"台湾除了原住民，大陆人民去台湾的以闽南地区为主，讲的就是闽南话。血缘相亲，文源相同。闽南文化作为两岸文化交流的重要部分，大有文章可做"，福建中医药大学附属人民医院吴熙全国名老中医专家传承工作室组织闽南吴氏妇科流派的继承人、传人、学生65人组成团体，整理、编撰《闽南吴氏妇科传承蕴秘》《闽南吴氏不孕症诊疗经典经验》《闽南吴氏妇科病诊疗经典经验》《妇科肿瘤预测学》四部专著。

闽南吴氏妇科流派传承至今242年历11代。一世医吴忱（1750—1795）草鞋仙誉满同安城；二世医吴炜（1769—1815）济仙德术传遍鹭岛；三世医吴昊（1789—1844）菩萨之心众人敬仰；四世医吴彪（1810—1866）念经拜佛普救众生；五世医吴汉（1830—1890）赤脚仙串铃走万家；六世医吴大满、林剑（吴大满1851—1906，林剑生卒年不详）阿南公名扬东南亚，阿南婆手鉴

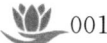

传四方；七世医吴瑞水（1868—1929）废寝忘食不辞辛苦；七世医吴瑞兴（1870—1925）门庭若市不怕疲劳；七世医吴瑞甫（1871—1952）中医大师誉满全球；八世医吴永康（1920—1978）发扬国粹精研细读；九世医吴熙（1940—　）送子观音德术双馨；十世医吴岩（1962—　）吴派传人发扬光大；十一世医吴滢（1989—　）继承发扬祖传特色。

闽南吴氏妇科流派七世医吴瑞甫是我国著名的中医大师，学生遍布东南亚和港、澳、台，在新加坡创立中医杂志、中医医院、中医学会等，享誉海内外。

为了继承和发扬闽南吴氏妇科学术流派的学术经验，本人打破吴氏老祖宗的遗训"吴氏妇科特色不得外传"、"中医传男不传女"，现将吴氏的历代妇科经典处方和治疗特色整理成书，出版发行，为振兴中医药事业作出贡献。

本书出版承蒙国医大师班秀文、刘敏如、夏桂成题词，得到了中华中医药学会妇科分会以及"世界中联"妇科专业委员会历任领导肖承悰、尤昭玲、罗颂平、韩冰的指导和帮助。感谢中华中医药学会副会长李俊德教授、福建省卫计委副主任阮诗玮教授，福建省中医药学会会长、福建中医药大学附属人民医院院长刘建忠教授的鼎力支持，感谢之至。

敬请同行及读者雅正。

吴　熙

丙申年初夏于榕城

目 录

闽南吴氏妇科流派沿革 … 1
  一、闽南吴氏一世医——吴忱 … 1
  二、闽南吴氏二世医——吴炜 … 3
  三、闽南吴氏三世医——吴昊 … 5
  四、闽南吴氏四世医——吴彪 … 7
  五、闽南吴氏五世医——吴汉 … 9
  六、闽南吴氏六世医——吴大满、林剑 … 12
  七、闽南吴氏七世医——吴瑞水 … 14
  八、闽南吴氏七世医——吴瑞兴 … 16
  九、闽南吴氏七世医——吴瑞甫 … 18
  十、闽南吴氏八世医——吴永康 … 24
  十一、闽南吴氏九世医——吴熙 … 26
  十二、闽南吴氏十世医——吴岩 … 43

闽南吴氏妇科传承蕴秘 … 46
  一、观目诊断妇科病 … 46
  二、舌诊诊断早期妊娠 … 57
  三、人中诊察子宫疾病 … 59
  四、从肺论治月经病 … 65
  五、从肝诊治妇科病 … 70
  六、从脾胃诊治妇科病 … 76
  七、从肾论治青春期"功血" … 78
  八、从冲任二脉诊治妇科病 … 80

九、冲任与乳汁生成和质量关系的探讨 …………………… 89
十、经乳联系浅谈 …………………………………………… 91
十一、太极阴阳对月经周期调节初探 ……………………… 93
十二、试探月经周期与月相关系 …………………………… 98
十三、从月相观察月经病 …………………………………… 99
十四、月经周期脉象在临床的应用 ………………………… 105
十五、中药人工周期治疗月经病 …………………………… 110
十六、中医周期调经法的临床应用 ………………………… 117
十七、四物汤在妇科临床上广泛应用 ……………………… 122
十八、天癸的盈亏与月经病治疗初探 ……………………… 134
十九、天癸与女性生理 ……………………………………… 137
二十、天癸与性激素 ………………………………………… 139
二十一、试探季节、日干、时辰与分娩的关系 …………… 141
二十二、生物节律与妇科临床关系 ………………………… 144
二十三、吴氏"妇女保健裤"保健机理探讨
　　　　与妇女保健应用 ………………………………… 148
二十四、妇女病穴道指压术 ………………………………… 153

闽南吴氏妇科流派沿革

一、闽南吴氏一世医——吴忱

草鞋仙誉满同安城

吴忱,外号草鞋仙,生于1750年,卒于1795年。曾宗拜先祖吴真人(吴夲)学习治疗疾病的传统经验。

吴忱于1773年起在同安悬壶济世,足迹走遍闽南各乡、镇、村,拜师访友,寻找草药单验方诊治疾病,上山采药免费赠送贫苦群众。吴忱先生从医,既非家传,也非师从,走的是一条自学成医的崎岖之路,却开拓出了中国医学的康庄之路。先生生于忧患四伏的年代,自幼兴感于医。同安石蚂乡有一家祖传药铺,先生每有空闲便去认药,对每味草药的品种、形态、真伪、炮制、功用等,都孜孜以求,详加研琢,初识中国医药之妙。少年时代,遍读同安各图书馆室所藏古今医书,为登医学之堂、入药理之室铺垫了阶梯。先生到处拜师访友,结交中医界同道,从中悟彻岐黄之精蕴,遂深植研究中国医学之志。每有心得,即笔录于案,乐此不疲,后因母亲陈氏体弱多病,久治不愈,受《儒门事亲》"为人者,当不可不知医"之孝训,暗许悬梁刺股之志,奉晨昏于百龄,誓医母患,斩荆棘于崎岖径,不舍昼夜。自学《黄帝内经》《难经》和其他名著,中医理论知识不断升华,由童趣而考悌而济世,从此踏上从医之路,23岁正式悬壶济世。

先生自研习中医药知识理论,便践行于医,对患者不分贫富贵贱,尤对平民百姓更予关注。每至夏季,先生与家人常于门前置一木台,上备绿豆汤、中草药及防暑降温凉茶,为贫苦人尤其过路的车夫祛暑用。对于家计贫寒无力应诊的患者,不仅全部免费,而且还推荐他们在石蜱乡中药店记账,年终由先生承担付费。此外,先生还常自制一些实惠中草药品赠送贫困病患。

在临床治疗上先生从不虚词,能治者则治,不治者绝不延揽。先生医术高明,经验丰富,被群众称为草鞋仙(号称草鞋医生),因他经常穿草鞋上山采草药或穿草鞋上门出诊。他尊重同道,若遇有病家治病,中途更换医生,对以往大夫开的药从不妄加评论,针砭同行,而是博采众方,扬长避短。先生与同安当地名老中医关系融洽,常共同会诊,一起探讨治病方案,互相切磋医技,并常用"尺有所短,寸有所长"教育后学。

先生常以"人命至重"为训导,诊病不问贵贱贫富,不以衣着取人,问诊颇为详尽。诊所投医者甚多,先生午前门诊,午后出诊,时有应邀外乡出诊治病,终日忙碌。先生应诊时,聚精会神,心无旁骛,每遇棘手之症或投药未效时,总是反复思考,茶饭不香,常于夜间翻阅医书,终宵不眠,直至考虑出更为妥当的治疗方案并取效时,始感轻快。每于出诊遇重病患者,回家后常用便笺书信联系,以了解病人药后反应及病情的变化,从而斟酌下一步方案,真正做到了"急病人所急,痛病人所痛"。

先生在同安虽德高望重,但从不摆所谓名老中医派头。家门口只用一块尺许长、五寸多宽的小木牌,上书自己书写的"吴忱医馆"四个小字,仅供求医者辨认地址而已,至于许多被治愈的求诊者赠送的"悬壶济世""杏林春暖""妙手回春"等匾额,虽书写装饰雅致,木质优良,却从不作炫耀,还叫人刨平,作为制作家具的木料,一块都没有悬挂出来。先生淡泊名利,扶危济困,医德医风可见一斑。

先生行医诊脉之余,还以诗文、书画自赏,其书法造诣很深。业余时间常在家腾出病人候诊房间,与十余名书画诗文好友汇聚,榷商书画、诗文。

(部分资料摘自《同安吴氏祠堂》)

二、闽南吴氏二世医——吴炜

济仙德术传遍鹭岛

吴炜,外号济仙,生于1769年,卒于1815年。是吴氏一世医吴忱的长子。

吴炜于1787年随父吴忱学医,1790年起在同安行医。先生医学生涯勤求古训,精研中医典籍,恪守辨证论治原则,治愈疑难病症众多。对于严重影响妇女身心健康的常见病多发病潜心研究多年,在临床上取得良好疗效,不少病人以礼相谢,他却坚拒弗纳,表现出了高尚的医风医德。

先生长于内科,善治多种疑难杂症,尤其对妇科病诊治有独到之处。先生认为妇科是内科的一部分,与中医整个学术是不可分割的。某些内科病,如干血劳、心病、脑病病型中也常出现崩漏和闭经的症状,诊断时必须审证求因,标本论治,既要辨病更要辨证,病症结合方能奏效。中医妇科虽属于整个中医学术的一部分,但有它自己特点。先生告诫学生学习中医妇科基础理论主要是冲任督带的生理病理,临床的病症主要是经带胎产。在妇科临床实践中,症状典型者固然可见,但不典型者尤为居多,因此临证诊疗时全在灵活运用,而不可拘泥于一方一法。

先生钻研历代医家论著,遣方用药,远法仲景,近师叶桂,贯通实践,颇具神效。惜中晚年病号络绎不绝,疏于整理,加之先生谦逊过人,未能留己著而归之于师绩,无有著述遗世。特别令人痛惜的是,因特殊缘故,个人医案几近散失,难以系统整理先生学术以传承。据吴氏历代医家传承回忆,二世吴炜的学术思想和临床特色有:

1. 学医多读书,多临证,规矩方圆运用灵活。先生认为学习中医学,研读《黄帝内经》《伤寒论》等书乃"规矩以为方圆也","不离规矩之灵活,始可谓之巧",因而读书需要思考与创新,集众家之精华,出自身之心裁,继承发扬,始有所成。

2. 治法的常、变,应根据病情因人论治。凡表里俱病,先解表,后治里,常法也;里证急者,则当先治其里,后解其表,变法也。祛邪扶正,常法也;扶正祛邪,变法也。治疗正虚邪实之病,加补药于祛邪剂中以助元气。至于元阳衰微与阴液亏耗而邪气内陷者,治疗完全不同。

先生还嘱后世人"古方不呆妄用",用古方分量应随患者体质与病况有所不同,不深究其旨者慎勿妄用。药名方面,古今称谓亦难免有所差异,因此,应用时要特别审慎。

3. 诊断疾病重视客观征象。先生临证重视察舌、审脉。六淫为病,尤为重视。

4. 强调临床治病六要。先生认为疾病虽复杂多端,然诊断与辨证,其要有六:一症候,二病因,三辨证,四治法,五救逆,六善后。明此六者,据理用药,自然能丝丝入扣。

5. 妇科治病强调特色。先生治疗妇科病,以调经为首要,以调畅气血为主,调经之药不宜呆滞,由气滞血凝者,当先调气为主,活血为佐;由伤生冷者,当温通;病在血海,当治血分,但血随气行,应少佐调气之品。经期错乱,治当通化下焦之瘀滞,痛经有胀、有痛,痛而拒按者为瘀,胀而痛经者在气,血随气行,故和血必须理气。若症见小腹胀痛拒按、腰痛、经行不畅,此为血虚夹瘀,气机阻滞,宜于和血理气,佐以行瘀温肾。

先生从1790年即从医,收学徒共50余人,白天为临床跟师的学生讲授临床诊疗知识,晚上在家中为学生进行书本理论教育,因此先生的德术传遍鹭岛。

(部分资料摘自《同安吴氏祠堂》)

三、闽南吴氏三世医——吴昊

菩萨之心众人敬仰

吴昊,外号菩萨吴,生于1789年,卒于1844年。是吴氏二世医吴炜三子。

吴昊1807年跟随父吴炜学医,出师后于1810年在同安挂牌行医。先生自幼勤勉好学,严受父教,博览古今中医典籍,深得岐黄之奥妙,并受父亲启发,以严谨的治学态度、高尚的医德、精湛的医技深受病家的赞誉。他一生苦读,博采众长,不因循守旧,勇于创新,在长期临床实践中逐渐形成了独树一帜的学术思想和简、便、廉、验的治疗特色,积累了丰富的临床经验,为人民健康做出了很大的贡献。他治学严谨,为同道折服;为人师表,对跟随他的学生循循善诱,毫不保留地悉心传授,长者风范,令后学敬佩不已。

先生临证强调"从整体出发,辨证求因,审因论治"的原则,"着重调整和恢复机体自身功能",重视妇女以血为主、以血为用的生理状况,对妇科疾病的论治,重在调气血、养肝肾、和脾胃。处方用药补而不滞,滋而不腻,温而不燥,清而不凝,行而不破,涩而不留瘀,用方精而不杂。通过世代家传和个人长期实践的磨砺,形成组方用药少、用量轻、价低廉的特点。

先生认为妇女的生理特点主要表现为经、带、胎、产、乳等方面,维持这些生理功能有赖于气血充沛,脏腑安和,经络畅通。先生强调女性生理尤其与血、肾、冲任关系最为密切,其中以肾为主导,以血为本,以冲任为核心。因此,先生着重指出,研究女性的生理,必须以三者为中心来探讨月经、胎产等正常生理功能、病理变化及其与气血、脏腑、经络的关系。临证注重调整和恢复全身功能,从整体观念出发,首要辨证求因,审因论治,治疗首重调气血,

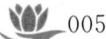

和脾胃（即调气血），养肝肾（即调冲任）。处方用药慎重适量，用方精而不杂。他的学术特点：

1. 首重肾在女性生殖盛衰中的重要地位。先生强调妇女月经、胎孕的生理活动与肾有着密切的关系，所以在辨治妇科疾病时应把握肾这一重要脏腑，勿忘培补先天。

2. 强调整体观，着重调整和恢复全身功能。先生秉承中医学整体观念，根据辨证论治的精神，着重调整和恢复全身功能而达到治愈疾病之目的。临床需运用四诊、八纲，详察形、气、色、脉，结合气候、季节、地区、饮食、起居、旧病等，追寻起病原因，分清寒热虚实、气血痰郁，而后确定治疗方法，且着重指出，女性体阴，有余于气，不足于血，以其经孕产乳数伤于血也，且素多抑郁，易恚怒，往往易引起气血不调、脾胃失和、肝肾亏虚、冲任损伤等现象，进而导致经、带、胎、产等疾病，故对妇女疾病的治疗，应从整体观念出发，恢复机体正常调节机制。

3. 重视冲任督带与女性的生理关系。先生认为冲任督带与妇女生理密切相关，其中尤以冲任二脉最为重要，冲脉为总领诸经气血之要冲，十二经的气血皆归于冲脉，冲任督带各司其职，共同调节和维持女性的正常生理功能，经、带、胎、产诸疾必伤及冲任或任带、督脉方可致病。

4. 注重气血在女性生理、病理中的作用。先生认为，月经主要成分是血，孕期血以养胎，气以载胎，分娩赖气以推动，需阴血润产道，产后气血上化为乳汁，是以血为经、孕、产、乳的物质基础；气是动力，气血相互为用，在女性一生的正常生理过程起着重要作用。先生告诉后学妇科病以伤血为主，但血病累气，气病累血，气分之水阴不足则阳气乘阴而干血，阴分之血液不足则津液不下而病气，因此研究妇科学必须了解气血相互作用原理及其在妇科疾病发生发展过程中的作用，才能在错综复杂的病变中审证求因，辨证论治。治疗上亦应从气血着手，根据气血失衡的偏颇，或重于气或重于血,或气血并重。这些妇科病的诊治心得便是先生传承于吴氏后世医家的宝贵经验。

(部分资料摘自《同安吴氏祠堂》)

四、闽南吴氏四世医——吴彪

念经拜佛普救众生

吴彪,外号贫民道人,生于1810年,卒于1866年。

吴彪19岁随父吴昊学医,并云游闽南寺庙道观拜师访友,学习中医药知识,搜集民间治病单验方。1830年挂牌行医,治疗妇科病有一定特色。先生医疗作风朴实,治学严谨,不尚空谈,善于总结临床经验。介绍临床经验,撰写文章必须实事求是,要经得起实践考验,自己所总结的经验,务必使同道一看就懂,一学就会,验之临床也同样有效,反对弄虚作假,粗制滥造,体现了先生在学术上的笃实态度。

先生一生注重医德的修养,常诲后学:"医乃仁术,不可有利禄之图。"先生不仅谦虚谨慎,严以律己,而且严格要求门人。其慕名求诊者众多,诊务虽忙,仍审慎为之,不论患者地位高低、亲疏远近一视同仁,热诚相待,临证辨证精细,条分缕析。常见先生因一二味药物的取舍、用量的增减而斟酌再三。每遇棘手的疑难病症,用药后效不彰者,诊病之余必反复思考,甚至深夜查阅中医典籍。正是由于这种一丝不苟、认真负责的精神,赢得了广大患者的信任,尤其是贫困群众的称赞。

先生的学术思想形成于深厚的临床功底,吴氏后世医家各有体会,如:在病因上重视气、血、痰、湿、郁;四诊合参,功于问诊;辨证之要,要在枢机;证治结合,证、病双辨,善用探试法;治病首重整体,主张病有标本,治宜兼顾;喜用成方化裁,用药少而精,爱用双

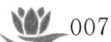

向调节法;胆识兼备,有攻有守;药性平和,不避峻烈;注重调和气血;善于调和脾胃;治妇科病善于理气开郁,善调冲任,首重冲脉。对经前诸症提出"脏腑先虚,冲脉气盛,虚邪易发"的病理机制,采用调冲和扶正统筹兼顾之法。治疗上不拘古法,对胞宫出血采用行瘀固冲止血法,另立途径;巧用外治法治疗宫颈疾病。此外,对先兆流产、围绝经期综合征、月经疾病、妊娠呕吐等病,在治疗方面皆有独到之处。

先生根据自己多年的临床实践体会到生理上冲脉与肾经相并,上通于脑,受先天肾气的资助,下连胞宫,为生殖系统开合之枢纽,又与阳明胃经相交会,受后天水谷精微以供养。其在人体通上连下,贯穿全身,为气血之要冲,有"十二经脉之海"、"血海"之称,对全身气血有蓄溢调节之功能,与"任"、"督"二脉一源三歧,皆络带脉,在人体处于极其重要的位置。病理上奇经之疾又以冲脉为多,因此在治疗妇科疾患时应该首重冲脉。如先生对经前诸证发前人之未发,另辟路径,提出了"脏腑先虚,冲脉气盛,虚邪易发"的病理机制,临床采用调冲与扶正统筹兼顾之法,疗效显著。先生认为,经前诸证的发作与经前机体脏腑经脉偏盛偏衰的特点有关。先生还告诫后学月经病的辨证,需运用望、闻、问、切四诊合参才能对症候做出正确的诊断,并提出调经五法。

1. 治本:妇女先病而后经血失调,当先治病,病去其经自调。如因月经失调而后出现其他疾病,就当先治月经,经调后其他病也随之而愈。

2. 治标:治病应当治本,这是原则,但有时治标也很重要,应灵活对待。如月经来潮量多如注不可遏止,病势急迫,危及生命,即便是由于血液病引起的,也当先予止血以图挽救。候病势缓解,再治其本。

3. 调气血:病在气分以治气为主,治血为辅;病在血分以治血为主,佐以治气,使气血调和,经脉畅通,月经病自可痊愈。

4.和脾胃：胃能受纳水谷，脾能散布精微，故脾胃为后天之本、生化之源，如脾胃失调，生化之源不足，影响冲脉，就可能发生月经异常，所以调养脾胃使气血健旺，也是治疗月经病的方法之一。

5.补肾气：补肾在妇科月经病治疗上是一个重要法则，尤在青春期肾气未充时更为重要。肾阳虚者宜温肾助阳，肾阴虚者宜滋肾益阴，阴阳俱虚的，宜并补之。

（部分资料摘自《同安吴氏祠堂》）

五、闽南吴氏五世医——吴汉

赤脚仙串铃走万家

吴汉，外号赤脚仙，生于1830年，卒于1890年。是吴彪的儿子。吴汉于1852年开始行医。先生强调学有渊源，倡导勤于读书，博采众长。他认为，读书首先要专心，要有献身精神，否则见异思迁，二三其志就会失诸精专，"妄陈杂术"，终不会有所作为。其次要勇攀高峰，要有"会当凌绝顶，一览众山小"的志气。树立高远目标，作为自己努力之方向，否则难免流于平庸、浮浅，毫无成就可言。但此法并非好高骛远，好大喜功；做学问要脚踏实地，扎扎实实，不畏艰苦，只有日积月累，循序渐进，方能渐有所得。

先生告诫后学，虽然每个人的天分确有差别，但"生而知之"的人则至今未有之。一切知识才干无不源于后天的学习和实践，而学医成绩之优劣，则与付出劳动量之大小成正比。先生还特别告诫吴氏后人，学习固需勤奋，但要注意学习方法。即以背书而言，初学医时先背药性赋、汤头歌、三字经等，作为启蒙读物，继而可背《内经》《难经》《神农本草经》《伤寒论》《金匮要略》等经典著作。背书时不用默读法，而是在僻静之处高声诵读，俾声出之于口，闻之于耳，会之于心。之后则在喧闹的环境中默忆背过的内容，所谓

"闹中取静"。如此,则不但能记,且能会意。背书颇苦,往往唇焦舌敝,但年轻时背书如石上镌字,记忆牢固,对将来大有好处。古人有"书读百遍,其义自见"之说,只有熟读才能使人联想丰富,触类旁通,有利于加深理解,锻炼记忆力。先生经常说,我虽已老,但青年时背过的东西,现在仍能朗朗上口。先生背诵经典著作时先选白本,熟读后方看注本。看注本时不要拘于一家之论,如《内经》选择杨上善及王冰、吴琨、马莳、张志聪、张介宾等注本,彼此互勘,择善而从。在领悟各篇全貌后,仿杨上善、张介宾诸家的治学方法,将各篇有关内容分类辑录,每一大类再分细目,此法对于掌握《内经》全部内容有莫大益处。先生认为《内经》为中医理论之渊薮,为医不读《内经》则学无根本,基础不固。后世医家虽然在理论上多有创见,各成一家之说,但就其学术思想的继承性而言,无不发端于《内经》。故读《内经》《难经》《神农本草经》,目的在于掌握中医基础理论之根本。而仲景之《伤寒论》《金匮要略》为临床之圭臬,辨证论治之大法。不读仲景之书则临床治无法度,依无准绳,故读仲景书要掌握治疗之常变。仲景之书注家甚多,先生初学医时受先父之命读尤怡《金匮要略心典》《伤寒贯珠集》,认为尤氏之注对辨证阐发精当,翔实剀切,不浮不溢,诚如徐大椿所说:"条理通达,指归明显,辞不必烦而意已尽,语不必深而旨已传。"对于"文深"义奥,有通之而无可通者,宁"阙"之而不随文敷衍,强作解人。故对初学者理解之旨,诚多帮助。先生在学习经典著作之后,方开始涉读诸家之书及医案。这样不但能开阔知识领域,而且有了权衡各家学说之基础。在参究各家学说之后,再读诸家医案,方能领会其中意趣,而有较大收获。医案乃临床诊断疾病的记录,好的医案可以启迪学者之思路,而为临床之借鉴,故古人有读书不如读医案之说。读古人与今人医案,要参考其辨证立法及用药旨趣,若以撷拾词句、抄袭方药为务,则舍本逐末矣。先生又告诫后人,初读医案时,可将案中首席证立法及方药部分掩住,单就其所述脉证进行分析、辨证、立法、处方，然后再与原案对照，用以考察自己与彼之辨证用药有何异同、得失原因，此对阅历未深、经验欠丰者，较为适宜。先生还告诫后学，做学问主观勤奋刻苦固然重要，而良师益友的指导帮助亦不可少，然此种指导和帮助必须自己多方争取，不耻直接请教，或善于好学间接观摩。如能集众美于一身，则术之精良必成矣。

先生妇科诊法注重腹诊。先生指出腹诊是切诊的一个组成部分，其在妇科方面应给予应有的重视。腹诊在妇科临床更有其特殊意义，因为妇女在解剖上有胞宫，在生理上有经孕产乳等，不同于男子。胞宫位于小腹正中，为行经和孕育胎儿的器官，其与冲任督带，特别是冲任二脉关系极为密切。冲为血海，为全身气血要冲，其脉起于胞中，循会阴而上于气街，并少阴之经脉夹其上行至胸中而散，与任脉会于咽喉，而络于唇口。在生理上，当女子发育成熟后，脏腑气血俱盛，血海盈满，下行则为排经和养育胎儿的物质基础，上行则化于乳汁。在病理上则表现为胸膈滞塞，气逆不顺，腹部掣引挛急，以及月经不调、经闭、崩漏、乳少等病症。任脉主胞胎，为人体妊养之本，其脉亦起于胞中，出于会阴，经毛际，沿腹正中线上行，通过胸颈循面而入目。在生理上，总司一身之阴经，任脉气通，可促成孕育。在病理上，多表现为元气虚弱的病症，如疝气、带下、少腹肿块、月经不调、流产、不孕等。综上所述，可见腹诊在妇科临床对于查知冲任气血的盛衰，以及经、带、胎、产等方面的生理变化，是有其特殊意义的。

由于吴汉先生常自摇铃穿街走巷为群众诊疗疾病，被群众称为"赤脚仙"。

（部分资料摘自《同安吴氏祠堂》）

六、闽南吴氏六世医——吴大满、林剑

阿南公名扬东南亚　阿南婆手鉴传四方

吴大满,外号阿南公,生于1851年,卒于1906年。是五世医吴汉独生子。

吴大满于1873年挂牌行医。因为是吴汉独生子,从小娇生惯养,身体欠佳,经常生病。吴汉妻子早年仙逝,为了照顾儿子吴汉从福建省南安县聘来一位女孩,作为吴大满童养媳。

先生出生在动乱年代,他的成长历经沧桑,饱受生活上的忧患。但他坚韧不拔,自小儿时期住校就学,养成独立生活的能力。在吴家医学的熏陶下,先生逐渐养成了精益求精的习惯,形成了独特的儒雅风范,并且勤劳朴素,刻苦好学,敬业钻研,以仁术济世,走过一代吴氏流派成才之路。

先生5岁进私塾启蒙,学名筠谷,继而进小学和中学。因父亲患急性传染病早故,由其祖父吴彪抚养成人。常言道十五而志于学,先生遵循祖父嘱托,选择继承吴氏学术渊源,勤学苦练。"天道酬勤"是先生座右铭,少年时期他性格内向,不苟言笑,在乡间显得孤僻,实为潜心学业,对深奥晦涩的岐黄之术,只有在默默苦读中,才能初步有所理解。为了读更多的中医书,他把祖父给他的零用钱积攒起来,买些廉价的手抄本或石印本医书,刻苦研读。

先生弱冠之时走出校门,边跟师边临床,进一步完善自己的中医知识。为了汲取更多的临床经验,先生秉承祖父训导,到处拜师访友,搜集民间单验方。在随从出诊中学到了吴派的传统经验,深刻领悟到吴氏流派的医学经验特色。先生出师后挂牌行医,没有想到自己初出茅庐,病人寥寥无几,门可罗雀,不由发出创业艰难的感叹!然天无绝人之路,此时他得到爱妻林剑的扶助,夫妇俩夜以继日攻读吴氏流派医案和中医典籍,丰富了中医知识,学术造诣日益精深,进一步提高了自己的医疗水平。由于治疗妇科疑难病有独特之处,很多东南亚患者纷纷不辞万里来同安求诊,被病人誉为"神医"。

先生生下三子,长子吴瑞水(字瑟甫),次子吴瑞兴(字医甫),三子吴瑞甫(字锡璜),均随其学医。

林剑,号称阿南婆,于1873年带次子吴瑞兴来榕城坞里挂牌行医,获得吴氏流派之真传。

林剑幼时天资聪慧,3岁随母识字,5岁能背诵唐诗、千家诗,6岁能诵《幼学琼林》《列女传》等,9岁聪颖过人,为吴氏五世医吴汉所喜爱。由于林氏国学底子深厚,因而学有长时,受益终生。来榕后因家境困难,故在家中学刺绣等以贴补家用,但她一心立志读医书,在自学中读了《内经知要》《本草备要》及陈修园医书——《女科要旨》《金匮要略·妇人篇》。在诊治妇女病中她认为提高中华民族的身体素质应从提高女性体质着手,竭力钻研历代妇科专著,勇于妇科临床,攻克了不少妇科疑难疾病,在提高妇女体质上做了很大努力,成为榕城有名望的中医。她认真总结妇女病的保健知识和治疗妇女常见病的单验方,由福胜春茶行(总行设在福州市台江区坞里,分行设在上海、厦门、金门等地)印制成手鉴(手折),分发给群众。福州福胜春茶行还将林剑(阿南婆)相片印制在小镜子上赠送群众。

阿南婆治疗妇科瘀热证的经验如下:痛经鼻出血,泄肝逐瘀滋阴;经闭溢乳,宁心导血下行;热结血塞,清宫透邪凉营;月经过多,益气清营化瘀。

阿南婆常用药对配伍,注意三个方面:

1. 刚柔相济。如治瘀热经闭,地鳖虫配生地黄,散瘀泄热;疗瘀血久漏,陈阿胶配伍川芎,通因通用;蠲寒瘀痛经,五灵脂合苁蓉,温经祛痛。

2. 畅气调络。如盆腔肿块,穿山甲配黄芪,以补助通;疏瘀滞

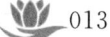

经少，鸡内金伍香附，调气通经；疗胞宫脱垂，桑螵蛸伍枳壳，升提缩宫。

3.顾护中焦。治乳房结块，蜂房与生熟麦芽相伍，疏肝散结；祛经前头痛，干地龙与生焦山楂同用，行血镇痛；卵巢肿物，地鳖虫与薏苡仁相使，健脾攻瘀。

阿南婆善于用花类药治疗妇科病。如用金银花炭、槐花炭、鸡冠花、芙蓉花等治疗崩漏，清营宁络，兼塞流澄源之妙。用凌霄花、川红花、槐花、合欢花等宣达疏散，擅调畅心肝之气血治疗闭经。用木槿花、荠菜花、蚕豆花等治疗因脾虚下陷、湿热下注之带下不止之病症。

（部分资料摘自《同安吴氏祠堂》及福胜春茶庄宣传资料）

七、闽南吴氏七世医——吴瑞水

废寝忘食　不辞辛苦

吴瑞水（瑟甫），生于1868年，卒于1929年。是吴大满的长子，为光绪甲午科举人。

吴瑞水于1889年在厦门挂牌行医。先生大家风范，德高望重，待人接物平易谦和；对待后学循循善诱，培养吴氏门下不遗余力，尽心尽责。经他诊治的病人对他和蔼亲切的态度更是赞不绝口，忧戚而来，开颜而去者不可胜数。堪称闽南之异宝，杏苑之奇葩，其绩有三：

1.收学徒，传医脉。不畏艰难收学徒20余人，挽闽南人脉于狂澜，立国学砥柱中流，此其功也。

2.治学术，创名流。中医学术素贵师承，千年以来，流派纷呈，各擅胜场。吴氏治学专精，学术尤擅妇科，创立名方，独秀于闽南，此其业也。

3. 施仁术,惠社会。妇科病症疑难,非止关系生命,且牵涉嗣出,尤为百姓所重。吴氏历代致力于斯,行医近二百年,泽被乡里,益延海外,素为病家所推崇,此其德也。先生为吴氏七世传人,承训冲龄,侍阵南窗,又匡理祖父遗编,树殊帜于杏苑,立家学于群伦,非独愈病之术,尤重济世之德。

先生的读书心要:

1. 四大经典是基础。先生认为学中医,"四大经典"是基础,也是必修内容,而且必须边学习边临床,举一反三,反复学习体会,才能把"四大经典"中的精髓学到手,也可以说要想真正学好中医,始终离不开对"四大经典"的学习。其中《伤寒论》为中医辨证论治之鼻祖与发源,是一部理论与实践紧密结合的经典著作,是学习中医基础之基础。

2. 各医学流派均有所长,应博采众长。先生体会在学习"四大经典"的基础上,也要广泛阅读后世医学名家的代表著作,如《妇人规》《叶天士女科》《傅青主女科》等。通过对这些书籍的学习,能够了解不同医家的理论思想、临床经验,并将其融会贯通,使理论与实践紧密结合,完成从实践到理论,再以理论指导实践的飞跃,最终使自己的医术得到很大提高。

3. 师古不拘泥。先生主张研读中医经典著作,学前人经验,但又不可拘泥。前人许多理论、经验都有一定的历史背景,所谓某人为温补派,某人为寒凉派等,也都是在辨证论治基础上。朱丹溪谓"白术、黄芩为安胎之妙药也",一直为今人所用,但又当用辩证的眼光看问题。胎元之所以能安固,要靠肾之所系,又靠脾气升举及后天水谷精微濡养,白术健脾,故可安胎;孕后血聚养胎,母体相对阴血不足,阴虚则易生内热,故胎前宜清,黄芩清热安胎,而云安胎妙药,此其常也。然胎不安者,有肾虚、气血虚、血热、外伤等不同,若无热证,则黄芩苦寒,不安胎反而碍胎。故先生认为安胎用黄芩,必参照脉证,要辨证施治。

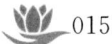

先生对《黄帝内经》《伤寒论》《金匮要略》《温病条辨》等经典著作仔细研究,深究其理,对后世诸家也是博采众长,补己之短。先生尤其重视张景岳、叶天士、傅青主的学术思想,并深入研究。先生在繁忙的临床工作中,潜心研究中医妇科理论。在学术上,继承和发扬了吴氏妇科中医理论,突出脏腑经络辨证论治,重视整体观念,立法处方虽多遵古训,但不能拘一家之言,应博采众家之长。对妇科常见病、多发病、疑难病的诊治积累了丰富的经验,尤其对疑难妇科疾病有独特的见解。先生率先提出流产后并发症的中医防治,并总结出辨证及用药规律。对流产后继发不孕具有独到的见解,其独创的温通疏补法治疗流产后继发不孕取得显著的疗效。他首先将温阳法用于治崩的学术观点均为闽南同行所认同,并在闽南许多诊所临床推广使用。

每天求诊病人100多人,他经常忙得废寝忘食,但从不叫苦叫累,细心、耐心、热心地对待每一位患者,深受广大患者爱戴,锦旗、匾框、感谢信等挂满诊室。

八、闽南吴氏七世医——吴瑞兴

门庭若市　不怕疲劳

吴瑞兴(字医甫),生于1870年,卒于1925年。是吴大满的次子。

吴瑞兴随父吴大满学医,随母亲林剑(阿南婆)来福州南台坞里挂牌开业门诊。少年时秉承家传,潜心研究医学,随母亲迁榕城后,精心研读傅青主、陈修园、吴谦等医书,二十岁坐堂施诊。从临床中获得有关妇科的学识和经验,遂以专业妇科鸣世。在榕城开业行医34年里,业务鼎盛,继承吴氏前人有关妇科诊治的理论和经验,并有所发展,逐渐形成独立流派,后世称之为"闽南吴氏妇科流派代表性传承人"。

先生专治妇科疾病三十余载,积累了丰富的医疗经验,见解颇多独到之处。认为妇人与男子不同,兼有经、带、胎、产,病情复杂,临证处方离不开三个方面的相互关联。

1. 扶持正气为本。所谓"病人以元气为本",即"气为血归"。治妇科病应以不损伤元气为主。保持元气充沛,人体自能调节去病。先生认为,病之可以缓和调治者,不可急切图功,轻投峻烈之药以伤正;病之必须攻伐取效者,亦寓补于攻,配合补益之品以扶正。先生告诫后辈:峻烈药物取效于一时,即倍伤元气,使祸患潜伏。

2. 妇人以调治血分为要。主张对妇女疾病,处处以养血和血为主,即"妇人以调治血分为要"。吴氏前辈对于妇人疾病的诊治,有"枯者滋之,瘀者行之,逆者顺之,热者清之,寒者温之"的治疗原则。先生认为,这些原则都是对的,但滋血宜取流畅,行瘀宜取和化,顺气应取流达;清不可寒凉,温不可辛燥。月经不行,因风、寒、湿而致血瘀者,当温经散寒,行滞去瘀。若过于辛热则血热妄行,上为吐衄,下为崩败,暴下之患,损伤阴血,病则难治。

3. 妇人杂病以调肝为中心环节。先生认为,女子童幼天癸未行,皆属少阴;天癸既行,皆属厥阴;天癸既绝,乃属太阴也。治胎产之病从太阴者,是基于"脾乃气血生化之源也"的理论。即女子青春时期,正当肾气旺盛之年,暮年则肾气衰竭,天癸竭,地道不通。气血虚弱,血液来源衰少,病患因气血不足,脾乃气血生化之源,故关键在脾。妇人中年时期,由于人事环境复杂,气盛暴戾,为肝阳亢旺,故凡七情所伤,都关乎肝木。肝木之病变,虽少壮,年老亦有关联,而尤多见于中年时期,所以妇人在中年应以调肝为主。在调肝方面,先生对"疏木培土"和"泻木和胃"的治疗原则深有体会,并有所发挥。先生根据上述原则在诊治经、带、胎、产多种疾病的过程中,掌握了很多经验配方,如九制香附丸之于调经,黑蒲黄散之于崩漏,香草汤之于经闭,回天大补膏之于重损,求嗣方之于

不孕等,用于临证,而传承至今,疗效显著。

先生在临床上总结了妇科问诊临床经验,编成问诊口诀:

一问年龄二问经　详询详察婚与亲
三审带下色与量　四探腰腹痛与酸
五重饮食与睡眠　崩漏要辨癥瘕症
六淫七情要分清　八纲九候细心辨
妇科杂症要认真　十要证型论治深

高尚的医德,精湛的医术,患者门庭若市,半夜三更自带椅子排队候诊。每天接诊一百多号患者,忙得废寝忘食,但先生不怕疲劳,被群众称为"平民百姓贴心好医生"。

(部分资料摘自《同安吴氏祠堂》)

九、闽南吴氏七世医——吴瑞甫

民国名医誉满全球

吴瑞甫,字锡璜,号黼堂。生于1871年,卒于1952年。

先生祖籍泉州南门外塘市乡(亦称南塘),祖上于清乾隆年间始徙居同安。家世业医,自其先祖揭吉先生至瑞甫,七世均操岐黄业,名噪一时。胞兄吴瑟甫为光绪甲午科举人,胞兄弟及从兄弟廪生茂才六七人。吴瑞甫自幼聪慧颖达,力学不倦,读书过目成诵。14岁奉父命习医,初授幼科,旋因麻痘两门未得要领,又学"诊痘术于大田杨氏……始悟《种痘新书》乃治痘诊之金科玉律"。吴氏攻读医学,喜涉猎方书,且擅于词章书法。年未弱冠,就与同乡叶耀南、胡墨仙、陈舟、苏万灵辈,组织诗社,互相唱酬。年十九以诸生列第一,二十入廪,后又遵其大父筠谷先生"词章之学,无补于世,吾家世代均以医名于时,其继承先业,毋或怠"的教诲,乃继续学医,但时学时辍。

1894年，吴瑞甫24岁，即开始在厦门行医。翌年8月，祖父患病，"遍延名医无一识者"，终因误治变证而去世。遭此痛变，先生便专心于医学研究，以谋救人之术。1902年，先生与其弟昀甫参加乡试，中光绪癸卯科第十五名举人，授广西候补知县。先生目睹清廷腐败，外侮频仍，国势日蹙，乃绝意功名，毅然辞官，痛下功夫，发奋攻读中医名著，"朝朝研究岐黄家言"，从此致力于中医事业。后在同安执教行医，潜心研究十余年。1918年至1921年，吴氏悬壶申江，曾先后编著《校正圣济总录》《评注陈无择三因方》等书，由上海文瑞楼书局印行。知名人士洪鸿儒、陈培锟等主办厦门医学传习所，由先生担任所长，采取晚间授课、白天实习的教学方式。1932年7月又创办厦门国医专门学校，自任校长，造就后继人才。1934年主编《国医旬刊》杂志，1937年先生又创办《厦门医药月刊》，旨在开展中医学术交流，弘扬国粹。1938年厦门沦陷，先生远涉重洋，避居新加坡，继续行医和从事中医学术研究工作。先生在星洲创办中医学会，主办弘扬祖国医学的刊物《医粹》《医统先声》，又创办星洲中医专门学校，培育中医人员，饮誉星洲，被称为"医学大家"。

先生为近代福建名医，毕生致力于中医事业，对中医理论、临床和教学，均颇有建树。数十年来他的足迹遍及闽南、上海、新加坡等地，声名远播，为祖国医学的振兴和发展，备尝艰辛，奋斗终生，至老不倦。

（一）精研岐黄之术　行医济世

先生长期在厦门行医，其医寓位于市区开元路，寓名"退补斋"，取《尚书》"进思尽忠，退思补过"之义，目的是使自己的言行能忠于职守，及时改正缺点过失。先生虽然继承父辈医业，医术精通熟练，但仍时刻谨慎，临证推勘入微，从不游移两可，马虎从事。平时，他不但精研《素问》《灵枢》、仲景学说和其他历代医学名著，而且能虚心求教,不耻下问,使自己的医术精益求精。如于《痘疹专科·序言》所云:"先君以医为世业,嘱瑞甫攻读岐黄家言,俾世代衣钵,相传勿替,谨志之不敢忘。"他潜心于医学经典的研究,认为祖国医学"精粹者虽多,而纰缪者亦复不少",于是从20世纪20年代起就着手进行古代医学文献的整理工作,并首先对《圣济总录》《三因方》等加以评注。在其所著的《四时感症》一书中,对历代温热名家学说又一一加以选辨订正。20世纪30年代,先生曾编撰《伤寒讲义》《伤寒纲要》等书,阐述以伤寒治疗外感病的观点,融伤寒温病为一体,发挥仲景学说。对于前代医家,先生亦善于撷取其所长。他曾说:"我国医籍,如柯韵伯、徐灵胎、魏荔彤、陈修园辈,皆明于理法,卓卓可传。"此外,对同时代的名医,如恽铁樵、张山雷、张锡纯、丁甘仁诸先生的论著,先生亦赞赏备至,深有共鸣。但如遇不同学术见解时,他则据理力辩,阐述己见。

先生不但深究医理,精研医家名著,在医学理论方面有很深的造诣,而且在临床医疗方面也颇有独到之处。他医术精湛,辨证细致,诊治准确果断。如治一王姓小儿,疹后点未全收,身微热,面色无华,喉中痰声辘辘,脉象虚弱。他医用清热通透之品,先生则独排众议,投以王清任之可保立苏汤,而热退疹收。又如1918年先生旅居上海时,有一患者罹痰热,延某国著名医师诊视,谓需治四五星期庶得渐愈。先生即拟清燥救肺汤加减,日进两剂,五剂而瘳。先生临床辨证精确,因此,审证用方,殊多奇效。

先生医德高尚,为患者服务热心周到。他牢记行医"须本善性质,不宜作营业性质"的父训,日常诊病,不分富贵贫贱,总是认真负责,精心诊治用药。在创办医校期间,教务、医务甚为繁忙,但他对每位求治的患者,总是有求必应。每天清晨至中午,在"退补斋"候诊的患者甚多,先生不论亲疏,总要诊治完,才匆匆用午饭,午休片刻即出诊。他每星期有二三个下午到医校亲自讲课,除星期日外,几乎天天晚间到医校主持教务,或为研究班上课,有时深夜还要处理急诊或出诊。数十年来,他勤勤恳恳地为人民的健康事业忘我工作,尝谓:"今能为振兴祖国医学略尽绵力,亦是人生一大快事。"其精神诚为感人。

(二)汇通中西医学派　取长补短

先生是近代汇通中西医学的著名医家。他生活在国际贸易要港——厦门,较早接受东渐的西方医学知识,对中西医学评价较为客观。他认为中西医学是可以"参互考证,以汇其通"的,又指出祖国医学固然有许多宝贵经验和理论,然而西方医学也有许多优点和特长,故主张"取彼之长,以补我之短",遂以"中西汇通"发扬祖国医学为己任,先后编著《中西内科学》《中西脉学讲义》《中西温热串解》《脑髓病论》《删补中风论》《奇验喉症明辨》等书,皆以中西学说互相参证,阐述医理。其中《中西温热串解》一书,是先生研究中西医学有关温热病论治的重要著作。该书以温热病症为论述中心,"就中西治热各书,旁征博引,互为推勘",对温病的病因、病机、诊法、治疗、方药等作了精辟的论述。书中汇集了温病名家如叶天士、吴鞠通、余师愚、陈平伯、薛生白、王士雄等的论述,精粹处详加注解,阐明其理,使后学者有据可依;见解不同之处,则提出自己的观点,务求其真。该书在当时有一定影响,如当时上海文瑞楼书局评介先生《中西温热串解》曰:"……我国学说经先生从实验中推勘者,莫不簇簇生新,确有实效……医家能读此书,临证以治温病,自己得心应手之妙。"

先生通过对中西医理论和诊疗技术的对比,列举了中西医之特点,并提出自己的见解。如认为西医治病,重在辨病,用药多偏于局部,是重病之标;而中医则重辨证,用药多审证求因,重在病之本。又如考天地之变,察脏腑之偏,此中医之所长;而西医之较精于中医者,曰手术,曰切开术,曰卫生,曰消毒法,曰检查霉菌,曰注射,此皆我国医者所应学习的。这些观点均对后人有一定的启示。先生十分赞赏西医使用体温计测知病人体温的办法,认为中医临证以望、闻、问、切为诊病之准绳,未知病人发热之度数,是其缺点,西医的体温计可弥补中医诊病之不足。他在所撰的《中西温热串解》一书中,详细介绍了三种体温计的检查部位与方法,指出"其身热有所变迁,用检温计均可先见,故医者不可一日而不用热度表也","检温不同可以分热之度数也,尤可为辨证之助"。对于舌诊,他肯定中医的舌诊法优于西医,曰:"究之诊舌大法,西疏我密,西略我详。"对人体生理、病理方面,先生能应用中西医学理论进行对比论述。如他基本正确地认识心脏主宰血液循环的事实,指出"血液循环,根于心脏","心房逼血行于周身,心房一开阖,而血管之动脉应之。此跳动起点之区,我国名之曰虚里穴……此即心房缩纵发血之势也"。又如对"脑"的论述,他认为"西洋医剖割学,考验脑髓甚详,此弥补我国医学所未备",指出"统领百骸,联络关节,为魂魄之窟宅,性命之枢机者,脑髓是也",基本正确地阐明了脑的功能。对于某些疾病发病机制的论述,先生也大胆地引用中西医理互相印证。在临证治疗方面,他又主张配合西药,灵活应用。如他对西药氨基比林、阿司匹林等的退热、镇痛功效十分推崇,称之为"解热之药"。在他的医书中,多处出现应用西药治疗疾病的记述,这是他汇通中西医的特点之一。

总之,先生对汇通中西医的主张是"学无论中西,惟能收伟效,便是良法良药";对西医学,要说取其长,理取其足,方取其效。像他这样善于汲取现代医学新知识,并用之来充实祖国医学的治学方法,在当时无疑是进步的。

(三)弘扬中医学术　奋斗不息

近代,祖国医学屡遭政府的排斥和摧残,先生对此异常愤慨,曰:"璜以此则政府之过也,地方社会不知慎重人民,创设医校,以为考究。"他多次强调,不切实为民众扶危救厄,祖国医学定难取信图存,必如日落西山之状。为此,他积极为兴办中医教育事业而四处奔走。先生邀地方上热心公益事业之知名人士洪鸿儒、陈培锟等主持创办厦门医学传习所。1929年爆发了全国性的抗议当局企图消灭中医的"三·一七"运动后,先生在繁忙的诊务之余,积极筹备和创办中医学校,以实际行动抵制当局限制中医发展。此时,先生担任厦门医学研究会会长、厦门国医支馆馆长。1932年7月,先生以厦门国医支馆、厦门医学研究会、厦门中医公会的名义,发起创建厦门国医专门学校,开设预科班和本科班两种,并报请中央国医馆备案。先生身任校长,呕心沥血,兢兢业业,亲自筹集经费,延聘师资,编印教材,主持教务。为建立中医界学术交流园地,先生主编《国医旬刊》和《厦门医药月刊》,对提高理论水平起了促进作用。此外,先生献出家藏医书秘本,筹建厦门国医图书馆。无奈抗日战争中厦门陷于敌手,书籍毁于战火,散失无存。

医校自创办后,政府屡予干扰,教育当局三令五申不准中医办校,各地国医学校相继被迫停办。唯先生不畏构讼公庭,坚决抵制,故厦门国医专门学校在处境艰难时仍得以存在。直至1938年厦门沦陷,医校才停办。医校先后培养中医人员200余人,分布于福建省内外及东南亚各地。

抗战期间,先生避居新加坡,仍继续为光大中医学而努力。1946年,先生主持召开座谈会,成立新加坡中国医学会筹备会,起草章程。10月27日,中国医学会正式成立(后更名为新加坡中医师公会),先生当选为会长,从此致力于领导和参与学会全部活动。

先生关心公会一应公务,不顾年事已高,尽力为之。为筹募资金充实公会经济,先生任筹募基金小组委员会主任委员,募集基金达6000余元。他又参照厦门的经验,积极创办医学刊物。公会先在南洋商报副刊辟《医粹》园地,后又在星洲日报创《医统先声》副刊,先生与同道俊秀充任医刊编辑委员。医刊来稿大部分经先生修改润饰,以臻完善。1948年1月,议决改革《医粹》并决定投稿

细节，分出医药论著、医药新闻、医坛轶事、诊疗实验报告、验方汇辑、医药事项调查等栏目。至1948年10月，《医粹》发刊84期，《医统先声》发刊30期，纪念刊4期，共计100万字以上。1948年10月27日，先生主编的《医粹》选刊本上、下集印行，推动了新加坡中医药的研究。为提高会员水平，先生还亲自主持，先后召开肺痨病、脑膜炎、温热证、风寒湿痹证、正疟与似疟非证、小儿痉病等9次专题学术讨论会，促进中医学术交流。晚年先生还着意建立全马国医总机构，曾两次发动各地国医团体，但因种种原因未能实现。

1952年，先生于新加坡辞世，享年81岁。临终前，他还念念不忘建立新加坡国医大学及国医图书馆，真可谓为中医学鞠躬尽瘁，死而后已。

先生一生著述甚丰，由上海文瑞楼书局印行的有《中西温热串解》《删补中风论》《新订奇验喉症明辨》《中西脉学讲义》《评注陈无择三因方》《校正圣济总录》；铅印的医校教材有《四时感症》《伤寒纲要》《诊断学》《卫生学》；医校的油印讲稿有《难经》《伤寒》《病理学》《中药学》《内科学》《妇科学》《儿科学》《传染病学》等。

十、闽南吴氏八世医——吴永康

发扬国医　精研细读

吴永康曾用名振刚，生于1920年，卒于1978年。

先生自幼随父学医，于1940年在南台坞里挂牌行医，次年为了学习印度传统医学，拜印度人文新东为师学习二年。由于家庭负担繁重，无法坚持拜师学习，即与师母协商退职，自行找生活出路。经邻居卓金水外甥倪大俤介绍，前往连江县琯头新道街三元京果店担任会计，同时兼在永康诊所门诊出诊。开始基本上为群众免费医治，在短短二个月治疗中深受群众赞扬，病者日增，因此辞去三元京果店会计职务，专门在永康门诊所接诊病人。先生在琯头街执行门诊医疗5年。1943年因先生的妻子李瑞英产后患吐泻（霍乱）抱病死亡，即回坞里继续开设永康诊所，为广大贫苦大众诊病。次年又赴厦门与叔父吴瑞甫的关门弟子林庆祥交流吴氏学术流派的临床经验。

新中国成立后，在党的中医政策感召下，先生积极参加社会活动，先后任台江区玉环居委会委员（1949年11月—1952年8月）、台江区万寿人民救火会股长（1951年1月—1952年3月）、福州市人民政府卫生局委员、福州市医学会委员（1951年7月—1958年）、福州市中医学会委员（1952年2月—1957年）等。

由于先生积极参加各种社会义务活动，热心为民服务，1950年8月福州市防疫卫生委员会授予先生奖状。《福建日报》于1950年10月刊登先生除害灭病事迹，马来西亚、新加坡、中国香港等各地报刊予以转载。1951年7月福州市人民政府授予先生三等模范。1953年12月福州市卫生工作者协会授予先生二等模范。此外，还受到省、市、区表彰30多次项。为了更好地服务广大山区贫苦大众，他毅然于1955年至1956年参加福建省巡回医疗队，赴三明地区，走遍千家万户赠医送药上门，深受广大群众赞扬。由于他工作表现突出，先后当选福建省中医学会代表、福州市中医学会委员、福州市政治协商委员会委员、台江区第2～5届人民代表大会代表。1958年作为省中医界代表赴北京参观考察，受到中央卫生部领导接见。

先生虽忙于参加各项社会活动，但对临床医疗从不放弃，经常利用休息时间回到医院为病人诊疗。他经常教导儿子吴熙和学生们说：中医理论渊博深奥，中药方剂浩瀚如海，初涉杏林学子，常常手足无措，为使初学者化繁为简，循径入庭，在实践教学中宗方统药，以取其要领，纲举目张，避免人云亦云。

先生总结治疗妇科病，以活血化瘀为主施治者约占1/3以上，

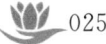

以之为辅佐法者,更为广泛,其学子门人发表的从师经验总结中,大多也是关于活血化瘀的临床应用。先生灵活巧施用四物汤,创出加减100首方,概括分为八大类:(1)理气化瘀类;(2)活血化瘀类;(3)清热化瘀类;(4)温热化瘀类;(5)破血化瘀类;(6)除湿化瘀类;(7)气虚血瘀类;(8)养阴化瘀类。先生在临证中攻补兼施,巧投加味八珍汤,拟加味八珍汤计48首,按其功用,可归纳八大类:(1)宣解八珍类;(2)活血八珍类;(3)固冲八珍类;(4)温补八珍类;(5)养阴八珍类;(6)清热八珍类;(7)通利八珍类;(8)和中八珍类。上述八类,病情万变而病机则一。均由气血虚弱所致之虚实夹杂证。临诊询其症,先生运用八珍汤加减,一为本虚标实而投,二为标实证攻之过半而施,三为妊娠、产后、体虚、老弱者治病需兼顾气血者而设。先生对活血化瘀法施之以暂,调补气血法则施之以久,不同病症,不同加减,灵活机巧,应证而变,且因其基本方固定,易于记诵掌握,便于临床教学,使初学者能循径入庭,从而为先生学术传承开辟便捷之径。在先生的严格要求下,他的孩子(学生)1961年参加中医师考试,总成绩(理论加临床)95分,获得全市中医师第一名。吴熙能成为全国名老中医专家、闽南吴派妇科学术代表性传承人,与其父吴永康从小严格要求和教导是分不开的。

十一、闽南吴氏九世医——吴熙

送子观音　德术双馨

吴熙,字昊生,号卫兵。生于1940年。师从父亲吴永康学习吴派家传学术经验,又拜游书元、俞慎初、俞长荣、姜春华、哈荔田学习医史、文献、经典著作、妇科等来充实吴派学术的体系。从医59年来荣获全国、省、市各项荣誉115次。是国务院表彰有突出贡献享受政府终身特殊津贴专家、福建省优秀专家、福州市有突出贡献拔尖专业人才、福州市优秀人才、全国中医妇科名师、教授、研究员、主任医师、博士生导师、全国老中医药专家继承工作优秀指导老师、全国劳动模范。他是一位德术双馨的国家级中医专家。现将吴氏妇科流派第九代代表性传承人吴熙医事传略简介如下：

(一)承家学,行仁术,济世活人

先生出身于延陵吴氏中医世家,为昔日同安大族,自一世医以后,至吴熙已历九代,皆业中医。曾祖父吴大满是清代同治时期的名医,曾祖父的哥哥筠谷公名噪延陵。叔祖父瑞甫先生是近代中医学大师之一,一生从事中医医疗。日本侵华时于1939年5月携爱子树潭、树桢漂洋过海,避居新加坡。在新加坡,除致力于中医研究外,并创办中医学会(即中医师公会前身),被推为主席。次年,中医师公会成立,吴瑞甫先生被推为理事长,蝉联六载,并发刊《医粹》及《医统先声》,以提高中医学术水平。

先生曾祖母林剑偕祖父瑞兴于1873年从鹭岛移居榕城,曾祖母悬壶南台坞里。曾祖母林剑医术高超,学验俱丰,被群众号称"阿南婆"。她每日清晨伏案而过午,甚而深夜尚要处理急诊或出诊,誉为"南台医林女杰",远近驰名。很多人只知道她的外号,原来的姓名反而没人记得。她专治妇人产后病,留下很多手抄本治验。新中国成立前福胜春茶行印发的妇女病单验方大部分选自"阿南婆"的手抄本。

先生父亲吴永康以医为业,自幼耳濡目染,酷爱中医。抗战时期为了学习传统医学又拜印度名医学习传统医学两年。嗣后,永康自力创办"永康诊所",先后在连江、琯头、坞里、坞尾街等地开业,诊所为当地人民诊病,不分贫富贵贱,一视同仁,深受患者爱戴。新中国成立后,吴永康任福州市卫生工作者协会常委、台江区卫生工作者协会副主任、台江区除害灭病办公室副主任、保健院院长、卫生站站长等职,是台江区2～5届人民代表、福州市政治协商会委员。

吴熙自幼聪颖,十七岁随父习医,苦读吴瑞甫老先生遗作,又拜福州名医郑泽丞高徒游书元为师,寒窗苦读,精勤不倦,继承先业,精研岐黄。20岁悬壶应诊,从医59年来,勤求古训,孜孜以求,先后受名老中医姜春华、哈荔田、俞慎初、俞长荣等指教。在名师谆谆教诲之下力求知常而达变。因治愈不少妇科疑难症、不孕症、子宫肌瘤,声名鹊起,不少患者不远万里慕名前来求治。先生学习勤奋,待人诚挚谦逊,尊师爱友。他常说:"我在学术上有所成就,多归功于老师的耐心教导。"

(二)为人民,满腔情,无私奉献

在福州台江中选北路南公农贸市场深处,有一家毫不起眼却美誉远播的小医院。每天,众多的患者从四面八方涌向这里,其中百分之七八十来自福州以外的国内各省市,还有的来自东南亚乃至欧美一些国家。

许多病人说:"进了这家医院,病未看先好了三分!"

二十七年间,这家小医院连获省文明单位、廉政廉医及军民共建标兵单位、"两德"建设先进单位等市级以上荣誉八十多次。

这家医院的院长、共产党员吴熙,因精湛的医术和受人称道的医德连续多次被评为全国劳动模范,省、市优秀共产党员,省、市优秀党务工作者,并多次荣获省市劳动模范、省道德模范、省医德标兵、省五一劳动奖章、市十佳个人标兵、市文明市民标兵等荣誉。他的家庭也连续荣获市、省、全国五好文明家庭称号。

1."为人解除痛苦是我的最大幸福"

俗话说"有病才求医"。踏进医院大门的病人哪个不是愁眉苦脸,陪同而来的亲属哪个不是心情烦闷?然而,许多病人却反映,进了吴熙中医院,病情先减了三分。

这家医院是怎样令患者一进门就病好了三分呢？

为了解开这个谜，记者多次走访了这个医院。事实告诉群众，这家小医院确有其独到之处：病人一进入该院，佩戴鲜明标志的"学雷锋导医天使"便热情地迎面而来，引导就诊和回答询问；来到科室，医生在醒目的"不收礼，不可红包"的牌子下认真诊治，不仅语言和祥，态度诚挚，划价结账，收费公平合理，而且治疗不育症、子宫肌瘤症、脱发症、小儿厌食症等专科水平上乘……

如此良好的医德医风是怎样树立起来的呢？医生和护士们不约而同地说："吴熙院长为我们树立了榜样。他对待病人比亲人还亲，感染着职工满腔热忱地为病人服务。"

吴熙，这个被群众誉为"送子观音"的妇科病专家，长年累月在自己平凡的工作岗位上，为千万个病人送上春天般的温暖。

前几年的一个元宵节前夕，三位妇女携夫抱子，满面笑容地来到吴熙中医院，求见吴熙表示感谢。这黄氏三姐妹原来均患不孕症，年龄都超过三十岁，老大、老二更在三十五岁以上，而且病因不同。按医理，三十五岁以上妇女生育属高危范围。三姐妹跑了许多医院都失望而回，她们抱着最后一丝希望来到这家中医院。吴熙热情地接待了她们，并耐心予以施治，使三姐妹先后正常生育了健康的孩子。

"吴医生，请您一定救救我的家庭！"1995年底的一天，美籍华人曾太太一跨进吴熙医生诊室就这样哀求地说。原来，曾太太及其丈夫都是美籍华人，结婚十几年了，仍未生育。为了医治不孕之疾，她不惜重金，寻访了世界各国名医，但每次都满怀希望而去，失望而归。曾先生一度灰心，萌发了离婚的念头。一次偶然的机会，曾太太在一张华文报纸上看到有关"送子神医"吴熙的报道，便远涉重洋前来求医。经吴熙精心调治，曾太太在1998年9月生下一个活泼可爱的小千金。

从医以来，吴熙亲手治愈像黄氏三姐妹、曾太太这样的不孕妇女有近万人。

对待病人,不分贵贱,不论是哪家医院接收的,吴熙都一视同仁地予以施治。

1997年寒冬的一个深夜,正在梦乡中的吴熙被一阵急促的电话铃声吵醒。电话是正在区妇幼保健院值夜班的爱人打来的,说有位白天刚出院的产妇突然大出血,让他迅速赶往抢救。吴熙急忙骑上自行车赶往十多公里外鼓山脚下洋里村的产妇家里。半路上猛然下起了大雨,吴熙心里惦记着病人的安危,不顾一切地冒着大雨往前赶,到产妇家时已全身湿透。吴熙顾不上拧干身上的衣服,马上为产妇扎针抢救……血止了,产妇慢慢地苏醒了,脱离了险境。这时,产妇婆婆煮了一碗热腾腾的红糖姜枣汤要吴熙喝了御寒。"你媳妇在寒冷天大出血,正好喝汤补补身体。"吴熙一边说,一边拿起汤匙一口一口地给产妇喂汤。此情此景让婆媳俩感动得热泪盈眶。

吴熙医生热心肠是出了名的。从医以来,有的病人没带够钱,他常常先垫上。几十年来,他收到海内外的求医信不下三万封,即使再忙他都及时一一答复。新村内的邻居,只要有求援,他也从不推辞。他说:"为人解除痛苦是我的最大幸福。"

南公园所在地区有多位孤寡老人,有的老人行走不便,上医院看病很困难,吴熙主动上门为他们看病。建海新村孤寡老人林依美,从20世纪60年代开始就一直得到吴熙的照顾。前些年她中风卧床不起,吴熙利用业余时间数年如一日上门义诊,风雨无阻,分文不收。老太太大小便失禁,进门臭气扑鼻,吴熙不怕臭,耐心地为老人看病扎针。他还经常叫爱人替老人擦洗身子,整理床铺。"这样好的医生太难得了!"多少邻里见了都这样说。

2."当医生要有医德,我们眼睛不能只盯着钱"

当了27年院长,拒收"红包"数十万元,该得的奖金也分文不取,国外许多社团高薪聘请他,他都一一谢绝。

"滴水之恩,当涌泉相报"是中华民族的一大传统美德。吴熙为许许多多病人解除了痛苦,不少病人出自感激之情,给他送来了"红包"。面对金钱诱惑,他表现了一个共产党员的高尚品质。他对医院员工说:"病人为看病已经花了不少钱。当医生要有医德,我们的眼睛不能只盯着钱。"他要求医院所有人员都不收"红包"。

吴熙院长是这样说的,也是带头这样做的。

"吴医生的医德没说的!"建海新村从事小本经营的林依伯一提起吴熙不收"红包"之事便激动不已。他的二闺女患不孕症,经吴熙施治,三十多岁生了一个小宝贝。为表示谢意,他从"老本"里掏出数千元作为"红包"送给吴医生。但反复送了几次,吴熙都婉言谢绝。

经吴熙老师治好不孕症的黄氏三姐妹,前几年的一个元宵节前夕原本要上吴熙家致谢,吴熙婉拒不了,最后只好"约法三章":不送礼物,在医院见面,与三个家庭合影共同留作永久纪念。

旅美华侨曾太太为感谢吴熙治好其不孕症,挽救了濒临破碎的家庭,决意要送给吴熙一万美元。吴熙坚决不收,曾太太十分感动,后来向中医院赠送了一台价值十万港币的美国电脑治疗仪以表谢意。

送上门的"红包"不收,一些外地病人便改寄土特产。东西不好寄还,吴熙院长便按市价汇款给对方,东西则转送孤寡老人。

据不完全统计,吴熙任院长27年来拒收"红包"、礼物约值三十万元。在吴熙的带动下,拒收、上交"红包"和礼物在这家中医院蔚然成风。

按照医院的规定,除工资外,每个职工每月可按门诊量的大小及对医院作出的贡献提取效益奖金。吴熙名气大,病人多,效益奖金每月少则五六千元,多则一万多元。但他只领取工资,所有奖金都转为院长基金奖励给职工。

吴熙荣获过省、市优秀共产党员和劳动模范等荣誉,多少会领

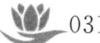

到一些奖金。这些钱他或是上交医院,或是交了党费,或是捐给残疾人基金会、希望工程、长乐国际机场建设等。此外,他还用稿费资助8位贫困女孩上小学、中学、大学。在他的办公室里有一个荣誉证书陈列橱,里面有六张中组部的党费收据,金额共计一万多元。吴熙总是说:"荣誉不属我个人,属于整个集体。"

"回家自己开诊所,一年就能成富翁。"有人这样劝吴熙,他却不为所动。

"以你的名气和技术在国外可以赚大钱。"这是在马来西亚定居的姑姑劝吴熙到国外发展事业时所说的,他一笑置之。

吴熙多次被邀请参加新加坡、马来西亚、菲律宾和香港等地的学术交流活动,回回都引起轰动。许多社团和诊所想用高薪聘请他,有的甚至提出为他办理国外永久性居住证,他一一谢绝。一位新加坡医生找上门来,提出用十万元新币向吴熙买治疗不育症和子宫肌瘤的秘方,结果碰壁而回。有人对吴熙说:"这十万元不拿白不拿,你这么傻干吗?"他却说:"我的医术属于祖国和人民,别说是十万元,一百万新币我也不会答应。"

推出五个特色服务,千方百计为患者服务,小医院创出大奇迹,人均门诊量、人均收入连续10年居全省同级中医院之首。

3."医院有良好的医德医风,牌子才会亮起来"

一花独放不是春。吴熙深深感到,一个人的医术医德再好,接待的病人毕竟有限。只有全院人员都有良好的医德医术,医院的牌子才会亮起来。

这家在原新港卫生院旧址上改建的台江区中医院,在周围已有五家大医院、四家中药商店、十多家个体诊所的夹缝中,以"医疗质量第一,群众利益第一,社会效益第一,医院声誉第一"作为医院宗旨,在全国同行业中率先推出一系列特色服务:

之一,千方百计为患者提供方便。该院建立了专家门诊、函诊咨询、导医天使、电话问诊……仅函诊一项,平均每月收到的海内外来信达一百多封,该院均做到有问必答、有求必应。有些疾病本院缺乏治疗手段或不精于此道,中医院便花钱请有关专家代为释疑诊治。

之二,看病之前先签合同,治不好如数退款。这种看病形式全国尚不多见。但吴熙中医院妇科、脱发科和痔疮科实行的就是合同制就医。该项制度使患者全无后顾之忧,也使医生增加了责任感。迄今只有一位安徽脱发病人因治疗效果不佳而退款。

之三,低价服务。时下一些医院搭车开药,患者对此颇有微词。吴熙中医院郑重承诺,凡药价超过其他医疗单位,除退款外还免费赠送药品。这一特色,使该院成为全省医院系统执行"物价、计量、质量最佳单位"。

之四,全区五保户、特困户看病不收费。该院每年为此减少收入四五十万元。个别医生对此颇有看法。吴熙对大家说,造福社会是每个公民的义务。作为医务工作者,为五保户、特困户尽义务更是责无旁贷。在他的带动下,如今义务为五保户、特困户看病已成为全院人员工的自觉行动。

之五,"优惠服务"(节假日和下班后看病不必挂急诊,且随到随诊)和"一样服务"(不分本地外地、国内国外,收费标准一个样)使该院美名远播。

这一系列的特色服务使名不见经传的吴熙中医院声名鹊起,求医的患者从四面八方慕名而来,尤其是开院之初,这些特色服务使该院仅半年多时间即偿还了借以起家的6万元借款。虽然没有一家实行公费医疗的单位与之挂钩,虽然有些单位明文规定不得报销区级医院的医药费,但许多患者还是不惜自费来看病。他们说:"就算自费也愿意到这里看病。"2002年起,吴熙中医院人均门诊量、人均收入开始跃居全国同类中医院的前列,并夺得全省中医院十连冠,实现了社会效益、经济效益的双丰收。

(三)重科研,结硕果,创新学科

吴熙十分注重科学研究。开展中医妇科科学研究,既要有满腔热情,还要有正确的思路,也就是把握验证、发展和掌握规律等几个环节。中医妇科学在数千年的漫长发展过程中,形成了它的独特理论体系,积累了大理的实践经验,对常见妇科临床工作,仍然以前人的经验为基础。把前人的宝贵经验挖掘出来,加以验证,并利用新的科技手段使其发展提高,从而掌握其运用规律,攻克目前医学难以解决的许多疑难妇科病症。吴熙著成我国第一部《现代中医不育症治疗学》,成为不育症创新学科。

吴熙的学术造诣日深,其学术成就亦丰,现将其主要学术思想及临床经验简述如下。

1. 刻本求真,言简意赅

吴熙习业始于灵素,临证之余,广涉医卷,从不懈怠。凡经其手之卷、册常见批注。一些深学奥理经他口出,言简意赅,真伪可取。如说虚实错杂之证:"虚则好辨,实则易查,唯虚实夹杂症候较难。临证当别其主次,用攻补兼施之法,勿忘'独处藏奸','必有彰效'。"又说:"虚实有真假,与虚实错杂不同,辨其真假,参之脉理,慎察舌候,望其薄厚,细考缘由,终可行来而治之。"吴熙临证特别强调辨证,认为辨证目的是为了认证治病。他说:"探其病因,析其病机,辨其部位,知其传变,才有所获。"并言及:"世传以六经、卫气营血、三焦、病因、脏腑经络辨证分型,各有所主,兼有利弊,当分门别类细究,临证应互为参照,不可孤注一掷。症有因,病有位,症候虽多,偏移不得。"寥寥数语,无不体现吴熙"审察内外"的整体思想。他也告诫学生,对古人经典应该认真考究,做到师古不泥,灵活应用,对疾病要具体分析,溯本求源,善于在繁杂的症候中抽丝剥茧,不得有半点偏误。吴熙对历代中医妇科学说从不机械照搬,既不立异以矜奇,亦不苟同而随俗,尤能注重临证活用,可以看出有时师其法而异其方,切合实用,疗效卓著。对拟方投药自有一番见识。他说:"经古之方不可不用,贵在中病;百家之言,不可不信,贵在验证;药性配伍,应当熟记,贵在出新。"中病,说出了经方、古方的实用价值和对证的临床效果,充分肯定先贤留于后世的宝贵遗产;验证,告诫后人,不可盲目照搬,通过临床实践,去伪存真,变为己有;出新,鼓励医者不断进取,有所发展。

2. 用药精当,力专效宏

用药精当是吴熙一生执着的追求。对"精当"二字,他另有见解,即"精熟药学"、"选药于精"、"配伍确切"、"恰当实用"。他曾在中药厂习业数年,熟知千余种中药及草药的采收、产地、气味、归经、属性等,对药物的炮制更有很深的造诣。

吴熙临床用药,既对证,又审药。他说:"方不对证,如无的放矢;药不精良,似薄水载舟。"又说:"不仅要长于时方,用药轻灵圆滑,而且应善用古方,即使民间单方、验方亦应乐于吸收和应用。"故临证时,要做到辨证无误,立法严明,用方确切,入药精良。特别对妇产科危症患者,更是从严把关。每拟方后,总嘱其家属拿药来开包查对,诸个核验,若见缺味则一一指出,并将不实之药挑拣剔除,嘱其重配。

在用药配伍方面,吴熙十分注重"恰当实用"。常说:"千方易得,继于前人;一效难求,出自亲手。方不在大小,有效则贵;药不分贵贱,专病为良。关键在于精当。"这是他又一临床指导思想。

3. 妇科临床,重视肺脏

五脏学说中,强调肝、脾、肾与妇科关系的著述颇多,唯论及肺者极少,吴熙在查阅大量古今名著后,结合亲身实践,撰写了《浅谈月经病从肺治》一文,至为精辟。他认为"肺司全身之气,朝百脉",与妇女月经是否正常、胎儿的营养、胎的得载、带之固摄、产之逆顺等息息相关。他在妇科许多病症的治疗上,从肺入手,收到显著疗效。宋·陈自明治疗因血枯经闭用"补中益气汤"与"归脾汤"。明

- 薛立斋则常用"补中益气汤"加桔梗、贝母、知母，又常用"归脾汤"送地黄丸。治疗白带，薛立斋认为色白者属肺，用"补中益气汤"加山栀；久崩不愈，他认为是肺脾胃亏损之患，可用"八珍汤"、"乌骨鸡丸"培土生金，益气止崩。吴熙在临床实践中，一面学习先贤良方，一面探索新意，灵活运用。如他在治疗妇女小便不畅时，用"人参丸"（人参、当归、大黄、桂心、瞿麦、赤芍、茯苓、荸荠等）以温肺益气，通调水道；孕妇咳嗽则用"知母茯苓汤"、"参苏饮"、"人参补肺汤"；其他如妊娠小便不利用"黄芩清肺汤"；妊娠水肿用"茯苓导水汤"；产后褥劳用"白茯苓汤"、"补中益气汤"加麦冬、五味子；产后咳嗽用"二味参苏饮"；产后鼻衄属肺寒者用"二味参苏汤"加附子；产后小便失禁用"补中益气汤"。诸如此类，皆从肺入手诊治，疗效甚佳。

4. 妇科重点，冲任二脉

吴熙在妇科诊疗中重视冲、任二脉的作用。他重点阐述妇女三十六病皆由冲任二脉劳损所致，其重要性可见一斑。冲脉为气血汇聚之所，水谷精微、气血、肾气等无不经它输聚；任脉有总司人身阴脉之功能，凡精、血、津、液皆为任脉总司，月经、孕育与之息息相关。毋庸置疑，此皆临床实践之见解，而决非任何虚构所能比拟。

冲、任二脉与脾、胃、肝、肾休戚相关。就肝之功能而言，肝藏血，冲为血海，血属阴，而任脉总司人身之阴；再者就肝之性质而言，肝喜条达而恶郁遏，故情志抑制导致冲、任为病；以经脉言，冲、任脉起于胞中，属足厥阴肝经；经本于肾，旺于冲、任二脉。经、带、胎、产诸症皆受制于冲、任，其病理机制均系冲、任不调所致。唯此关键，诚是妇科病变辨证施治之纲领。

5. 治疗不孕，随证活用

吴熙以五十几年临床经验，治疗不孕症，胆大心细，智圆行方，辨证明确，用药灵活，推崇经方，广搜博采，顺病而施，立法考究，佐使清明,效果显著。他独到之处是组方法度严谨,置药精当,临证当务,审探细微,循其异同,察其所偏,晓其所理,依法不泥,遣方活用。不孕分为带下不孕,月经不调不孕,习惯性流产后引起不孕,输卵管不通不孕,子宫、卵巢、输卵管畸形不孕,子宫内膜异位不孕,子宫肌瘤不孕,免疫性不孕等。现举临床经验如下:

吴熙曾治愈同胞三姐妹不孕症,在治疗不孕症史上实属奇迹,闽省传为佳话。二姐黄英燕,女,35岁。1992年2月初诊,婚后12年夫妇性生活正常而不孕。自述18岁月经初期,因冒雨涉水,经行十余日方止。之后,经常闭经,需注射黄体酮方可行经。婚后3年,就医中西医,然至今月经如故。月经周期1至6个月一行,经行10至15天,血多色黑有块。腰腹痛甚,坐卧不安,平素腰膝乏力,腹冷喜温。妇科检查为正常盆腔,4次卵巢功能测定均为激素水平轻度影响。脉沉细涩,舌淡边暗,苔薄白稍滑。证属肾虚宫寒,血瘀经迟不孕。吴熙用自拟吴氏调冲散2号合吴氏助孕饮2号等治疗,先后服药150剂后月经未至,但感头晕乏力,进食脘闷,基础体温出现变相,高温度达16天。经B超检查:子宫体增大,内有胎囊和胎芽组织,胎心活动(+),结论:早孕活胎。1998年4月生一男孩。

大姐黄辉燕,女,35岁(与二姐黄英燕系双胞胎)。1997年12月初诊,结婚13年不孕,18岁月经初潮,月经一天而止。近两年经水未行,经妇科检查,B超报告为幼稚型子宫,西医用乙烯雌酚、安宫黄体酮行人工周期治疗。在用药期间,多数时间无月经来潮,基础体温测定无出现双相。做卵巢功能检查达二十余次,雌激素水平均为轻度影响,甚至有时为轻度低落。调治8年,未见一次自然行经,改用中医治疗未效。1997年12月由吴熙诊治。经检查身体矮小瘦弱,乳房、臀部发育极差,阴毛腋毛稀疏短小,阴道干涩,性欲淡漠。脉沉细无力,舌淡苔白。证属先天不足,精血亏损。拟补肾健脾,调理冲任,以吴氏调冲散1号合吴氏助孕饮1号方,

经过一年的治疗,月经维持两月一行,经色、量已转正常。而且肌肤丰满,身无不适。B超检查,提示子宫大小正常,5.2 cm×4.2 cm×4.1 cm,宫内光点回声均匀,内膜回声不清,左侧卵巢2.0 cm×1.9 cm×1.6 cm,右侧卵巢3.1 cm×2.0 cm×19 cm。改服吴氏调冲散2号合吴氏助孕饮2号,服药三个月后,B超证实早孕。1999年6月38岁的黄氏生一男婴。先天子宫发育不良,属不孕症中难治之症,有些妇科医师认为是不治之症,但吴熙先治子宫发育不良,先促使子宫发育正常则经自调,后用养肾气以安血室,以使经脉气血流通,月经正常,方言孕育。

三妹黄春燕,女,31岁。1999年3月初诊,婚后8年不孕。月经周期26至28天,经行4天,色黑有块,小腹牵扯样疼痛,经前烦躁易怒,乳房胀痛而硬,触之疼甚。白带不多,末次月经2月9日。婚后多次医治无效,诊断病理报告:子宫内膜属早期分泌期变化,三次输卵管通液、通气检查,均为双侧输卵管闭塞不通。治之无效。在本院检查为右侧附件炎、原发性不孕症。B超检查:子宫大小约4.3 cm×5.3 cm×3.6 cm,宫内光点回声尚均匀,内膜回声不清;左侧卵巢大小约2.2 cm×1.7 cm×2.0 cm,右侧卵巢大小约2.5 cm×1.4 cm×2.3 cm。提示子宫正常。脉象沉弦,舌紫暗,边尖有瘀点。证属气滞血瘀,络脉不通。拟柴胡疏肝散合吴氏调冲散,脐部外敷安坤生化带,服药半年后做输卵管造影(正位片)。报告显示:子宫位置、大小、充盈大致正常,双侧输卵管过于细长弯曲,充盈不佳,密度不均,左侧通,右侧不通。继服上药二个月,B超监测排卵检查,左侧卵巢滤泡直径为2.0 cm,右侧滤泡直径为1.2 cm。改服吴氏调冲散2号合吴氏助孕饮2号,二个月服药治疗后,可以同床。再诊时,B超、尿检都验证为早孕。

吴熙治疗不孕症遵照种子三法,即在调经之中,注重妇女在一个月经周期中四个不同阶段气血阴阳盛衰的不同变化,采用中医周期疗法,拟定不同的治疗原则和方药,疗效卓著,享誉国内外,国外及香港、澳门、台湾来求诊不孕症患者占四分之一。

6. 子宫肌瘤,制方特色

在长期的临床实践中,吴熙拟定了诊疗子宫肌瘤之基本方,名曰"吴氏肌瘤丸",然后随患者不同情况而加减:气滞者加香附、紫苏、乌药、枳壳、青皮;血瘀者加三棱、鸡血藤、刘寄奴;小腹寒者加小茴香、川楝子、炮姜、制附片;湿热带下者加鱼腥草、鸡冠花、马齿苋;脾虚气弱者加黄芪、党参、红参、升麻、白术、扁豆;浮肿者加猪苓、五加皮、防己、二丑、车前子;阴虚内热者加生地、女贞子、玉竹、石斛、龟板、沙参;血热出血者加炒黄芩、地榆炭、紫草根、苎麻根、阿胶;阳虚出血者加炮姜、五味子、焦艾叶、鹿角霜,并发卵巢囊肿者加海藻、甘草、丁香、蒲公英。

吴熙治疗子宫肌瘤疗效显著,总有效率85%,痊愈51%,其中2 cm左右大小的肌瘤经3至6个月治疗,绝大多数可彻底消失。被广大患者称为"子宫肌瘤神医妙手"。

7. 重视医德,济世活人

吴熙继承家风,非常重视医德修养,认为"济世活人"乃医者之宗旨,医德乃医生做人之本。

吴熙推崇唐代著名医学大师孙思邈之"大医精诚"及其他著作中的医德思想,视之为楷模,身体力行。

吴熙推崇孙思邈之医德思想:"人命至重,有贵千金,一方济之,符逾于此",凡大医治病,必当安神定志,无欲无求,先发大慈恻隐之心,誓愿普救含灵之苦,所以医人不得恃己所长,专心经略财物,对患者不问贫富,不图报酬,举止庄重,作风正派,对来诊者,均细心诊治,一丝不苟。遇到穷苦病人就诊时,则免费诊治,甚则免收药费。他首创为孤寡老人和特困户看病不收医药费。每年为全市贫困工人发疾病治疗助贫卡10000张,向不孕症患者发治疗优惠卡2500张,为离退休干部和农民工、困难老人发45000张诊病优惠卡,还经常冒着炎夏或寒风出诊抢救病人,将上级奖金和稿酬

28000余元献给福利事业。吴熙始终以"不贪为实"作为处世准则，几年来共将自己应得奖金60多万元作为院长基金奖给职工，为职工办理六项保险。

吴熙不仅对病人满腔热忱，而且一心钻研医术。他说，病人坐在医生面前，都期望"妙手回春"、"药到病除"，当医生要努力提高自己的本领。为此，他坚持不懈地钻研中医业务。白天，他坐堂接诊；夜晚，他在家中苦学，常常到深夜方歇。日积月累，他摘录的医学卡片、剪贴及复印的资料近五万份。丰富的积累和辛勤的探索，使吴熙的医术日益精进，攻克了许多疑难病症。他先后撰写学术论文五百多篇，出版医学书籍五十几部，撰写医学科普文章近五百篇，总计超过1800万字。他的《吴熙妇科溯洄》等两本专著和科研项目，荣获第三届世界传统医药大奖赛一等奖。由于他在中医方面的突出成就，被评为福州市有突出贡献的专业技术拔尖人才、福建省优秀专家、福州市优秀人才、全国名老中医药专家，国务院表彰其突出贡献，享受政府特殊津贴，并被推荐为国家药品审评专家。

他虽已逾七十高龄仍老当益壮，"老骥伏枥，志在千里"。他淡泊名利，无欲无求，一生为人谦恭敦厚，作风正派，严以律己，明断是非，始终视病人为亲人，孜孜不倦，为解除病人的疾病辛勤工作。对同道的经验，也能取其所长，补己之短，从不骄傲自满。他虽声誉日著，但从不抬高身价，处处体现了坦荡的胸怀、火样的热情。《人民日报》《工人日报》《光明日报》《中国青年报》《中国妇女报》《中国中医药报》《福建日报》《福建卫生报》《福州晚报》《福建党风》《支部生活》等18种报刊介绍了他的高尚医德和精湛医术。福州市卫生局和台江区委专门发出文件，号召广大医务工作者向他学习。

(四)育新人,出国门,誉满中外

祖国医学有着数千年悠久历史,是一份宝贵的文化遗产。20世纪 50 年代中期,党的教育方针和中医政策得到大力贯彻,创立了高、中级中医院校,形成了正规的中医教育制度。这是我国中医史上的崭新的一页,是一个创举。但"文化大革命"中中医院校遭受严重摧残,中医院校停办,中医教师下放到农村,中医事业无法发展。"文化大革命"后,振兴中医事业是一项刻不容缓的大事,吴熙主动向卫生主管部门建议举办中医培训班,得到了上级领导支持。这时尚无比较成熟的办学方案、教学计划、教学大纲和教科书,更没有系统的办学、教学经验。一切都要白手起家,要办好学、教好书,其中之艰辛是可想而知的。而吴熙以饱满的治学热情、忘我的工作精神、严谨的治学作风,专心投入中医培训班各项工作之中去。从制定教学方案、教学计划,到字斟句酌地编写教学大纲,多少个日日夜夜,他焚膏继晷,不辞劳苦,不图报酬,为中医教育事业呕心沥血,无私奉献。

学生要获得专业知识和技能,必须经过教师传授。也就是说,在教学中起主导作用的是教师。没有高水平的师资,就培养不出高质量的学生。吴熙从医 59 年积累了丰富的教学经验。他讲课带教,不仅有条不紊,循序渐进,而且深入浅出,生动活泼。凡有幸亲耳聆听吴熙讲课的人,无不交口称赞。数十年来,吴熙不为名,不为利,不拿报酬,在课堂、在医院、在农村、在部队,无论是集体讲授还是个别指导,无论是大专生、本科生还是研究生,他均一丝不苟,认真传授。他积多年教学经验,摸索总结出一整套妇科教学法,分别适用于各级各类中医妇科教学,为国家培养大批大专生、本科生、硕士生。作为全国名老中医专家,他分别于 1997 年、2001年、2008 年承担国家人事部、卫生部、国家中医药管理局主持开展的师带徒工作,是全国第二批临床优秀人才导师、博士生导师,为

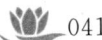

培养新一代跨世纪学科带头人做出贡献。五十多年来他临床带教了15位博士和硕士研究生、65位大专生，还担任了6个中医班班主任和中医教学工作。目前他的学生已有13位评为主任医师，26位评为副主任医师，168位评为主治医师。每当吴熙的学生相聚在一起，回忆起在他身边聆听教诲的情景，都禁不住心潮起伏，久久不能平静，从心底由衷地赞叹这位恩师。

吴熙还是普及中医教育的热心人、有心人。数十年来，他亲自回复了大量来自全国各地的中医自学者求医、求教的信件，为普及和提高成人高等教育做出自己的贡献。

由于医术精湛，医德高尚，吴熙曾多次应邀去日本、泰国、新加坡、马来西亚、菲律宾等国家和香港、澳门、台湾讲学、治病和考察。他不但爱他的病人，爱他的职业，更爱他的祖国。他对姑姑劝说他出国定居赚大钱，一笑置之；他对一位外国医生出巨资买他治病秘方，毫不动心。他说："我的医术属于祖国，别说十万，就是一百万也不答应。"短短数语，爱国之心跃然纸上。

由于他在中医妇科学术上的成就，其医名远播海外。1990年以来曾先后到38个国家和地区进行学术交流，受到当地中医界人士的热烈欢迎。1995年应邀去新加坡访问，向新加坡中医界同仁讲授中医治疗不孕症，引起轰动，新加坡新闻界10多次做了专题报道。1997年再次邀请赴新加坡作中医治疗子宫肌瘤和不孕症学术讲座，再次引起巨大反响。吴熙先后被美国诺贝尔医学研究院聘为院士、东方医学博士，出任世界中医药学会常务理事、妇科专委会副会长、美国东方医学会常务理事、加拿大传统医学会国际医事顾问、新加坡康亦寿保健协会顾问、马来西亚传统医学会高级顾问、日本东西方医学会学术顾问、泰国世界传统医学研究会医事顾问、印度尼西亚妇女不育医疗院名誉院长等，获得"紫荆花医学发展成就奖"，还被邀请担任福州市中医院、陈修园医院、罗源县中医院、连江县中医院和浙江省嘉善县中医院名誉院长或顾问。

吴熙是我国著名的中医妇科学家,致力于中医妇科临床、教学、科研工作五十多年,为振兴中医妇科事业作出了杰出贡献,让中医走向世界,让世界了解中医。

十二、闽南吴氏十世医——吴岩

吴派传人　继承发扬

吴岩,生于1962年12月,是闽南吴氏妇科流派第十代传人。1981年随父吴熙学习中医,上午跟吴熙临床学习,下午参加福州市卫生局举办中医班学习,晚上又参加福州业余大学中文专业学习,3年后悬壶济世。为了继承吴派学术真谛,他认真研读曾叔祖吴瑞甫的专著:《中西温热串解》《删补中风论》《新订奇验喉症明辨》《中西脉学讲义》《评注陈无择三因方》《校正圣济总录》《四时感症》《伤寒纲要》《诊断学》《卫生学》等。通过学习并在父亲的指导下撰写了《吴瑞甫与伤寒纲要》《吴瑞甫〈中西脉学〉评述》《吴瑞甫〈四时感症〉评析》三篇学术论文,进一步加深对闽南吴派学术的体会与理解。

吴岩出身吴氏流派世家,经过30年的临床磨炼和中医理论的精研,又得益于吴氏妇科流派的真传,学术上造诣较深,先后协助吴熙整理《吴熙妇科溯洄》三辑(330万字),担任《现代中医不育症治疗学》副主编。有《62种中医疑难症中医治疗》《吴熙医学科普选集》(5部)、《吴熙子宫肌瘤治验》《吴熙妇科疾病经方运用检索表》《吴熙治疗不孕症相关疾病方药探索表》等著作问世。

吴岩自幼受父亲影响,喜爱古籍,擅长中文,有扎实的中文功底和对中医学的浓厚兴趣,加之天资聪慧,勤奋好学,收获甚大。尤其是理论上受到俞慎初、俞长荣、李学耕、周绍奇、杨春波等省内名老中医指导,又受其父吴熙的精心教导,中医理论深厚,临床经验丰富。在前辈中医名家的影响下,吴岩在临床早期即具备了扎

实的中医功底,积累了丰富的临床经验,继承和发扬吴派独特的学术风格和用药特色,并总结出在临床用之效验的方剂,为广大妇科患者解除了疾苦。其医术和学识在福建省,乃至东南亚享有较高声誉,远道而来慕名求医、求救者络绎不绝。

吴岩在30年的医学生涯中,勤求古训,博览医经,其学术专长和临床辨证思路渊源于《内经》《伤寒论》《金匮要略》《景岳全书·妇人规》《傅青主妇科》《医学衷中参西录》《医方集解》等经典,尤喜阅读《内经》、张景岳《妇人规》、王肯堂《证治准绳·女科》、巢元方《诸病源候论》、武之望《济阴纲目》、沈尧封《沈氏女科辑要笺正》、沈金鳌《妇科玉尺》、萧慎斋《女科经纶》、唐容川《血证论》、张锡纯《医学衷中参西录》。面对浩瀚的古医籍,他注重反复学习理解相关条文,用于指导临床,尤其对《景岳全书·妇人规》《傅青主女科》有关条文非常欣赏,认为对临床指导意义较大。他还循序渐进博览现代名家著述,如《蒲辅周医案》《刘奉五妇科经验》《王渭川治疗经验》《哈荔田医案》《罗元恺医案》等,特别对闽南吴氏妇科流派的中医学术思想有较深的感悟。其父吴熙"四大辨证纲要"、"六大治法"及清热化瘀治疗盆腔炎,活血化瘀通络治疗不孕症、补虚化瘀治疗月经病的经验,常用方药如四物汤类、八珍汤类、逍遥散类的加减应用,及虫类药物的使用等,对吴岩临床用药有明显的影响。他博采众家所长,善于取其精华,继承发扬并加以创新,形成自己的学术专长和辨证用药特色。

吴岩学术特色如下:(1)率先提出中医妇科生殖轴理论。(2)发挥中医调经优势,创造研制吴氏系列调经方剂治疗月经不调。(3)注重辨病辨证相结合。

吴岩学术观点如下:(1)肾虚血瘀是崩漏的基本病机。(2)血瘀是子宫内膜异位症之本。(3)调经种子注重肾肝脾。(4)综合疗法治疗慢性盆腔炎。(5)吴氏药膳治疗妇科病。

吴岩学术上有一定造诣,被选为中华中医药学会民营医院分

会常务委员、福建省中医药学会医院分会委员、福州市科学技术协会委员、福州市计划生育协会理事、福州市中医药学会理事等,连任五届台江区政治协商会议委员和常务委员,荣获市慈善贡献奖、爱心奉献奖、先进工作者等荣誉或奖励。

闽南吴氏妇科传承蕴秘

一、观目诊断妇科病

观目诊断妇女病是祖国传统医学诊断学中的重要组成部分,是通过观察眼睛的结构、形态、色泽、斑点、穹窿等变化,来诊断妇女病的一种诊法,称为全息诊法。目诊全息理论的提出,肯定了目诊是遵循着全息规律而更为精细的"微诊系统",这为目诊的理论奠定了坚实的基础。我们知道,目为视觉器官,属五官之一。眼睛是心灵的窗户,可以传递情感,反映一个人内心的思维,监测身体的健康状况。目之所以有这样的功能,用中医理论阐述就是目与五脏六腑都有密切的联系。这些联系是依赖五脏六腑中津液、气血的滋养和经络血脉的维系贯通来实现的。今天,人们已通过实践证实了这种联系的客观性和科学性。全身直通于眼的经脉与络脉就有19条,且西医解剖进一步证实,分布在眼部而联系着周身的血管就有13条,同时并存大量丰富的神经网络。所以目与全身联系非常紧密,望眼不仅可以测知五脏六腑的病变,而且对妇女病的诊断可起"见微知著"、"一目了然"的作用。

诚然,诊目不排除现代医学的临床检查和辅助检验手段。目诊作为一门新的诊断方法列入临床时,更需要与其他望、闻、问、切互参互补、综合分析。特别是科学技术飞速发展的今天,我们不仅要结合一切可以诊断的手段,如脉诊、舌诊、耳诊、面诊、牙诊等方法,还要配合现代医学仪器的检查、检验,使我们的诊断水平上升到一个新的高度,使目诊学更加健康地发展,更好地为妇科病临床治疗服务。

(一)黑睛望诊法

黑睛相当于西医解剖学的虹膜、角膜部分。黑睛诊法实际上也就是虹膜诊法。

1. 黑睛的形态色泽与疾病的定性

(1)黑睛颜色与疾病诊断:①黑睛结构明晰,色彩浅淡征象出现,则表示患者有急性炎症,同时也提示有器官功能停滞(失去功能作用)迹象。属中医妇科气血虚候。②黑睛色彩浓厚、变暗,则表示患者有慢性损害,即慢性疾病。属中医妇科气滞血瘀候。③黑睛颜色变淡,甚至出现苍白区,这多半是妇科急性炎症的表现。如在膀胱、尿道区出现,则多提示尿路感染。④黑睛色彩浅淡,有昏暗区,当虹膜上异变的颜色是浅淡的,而其中央部分呈昏暗区时,可能是严重妇女疾病损伤造成的,考虑预示癌变的可能,这是一种严重的信号。

(2)黑睛上的斑点、穿窿与疾病:①毒性斑点以颜色很深的沉淀形成于虹膜网状结构面上,其外观为边缘清晰的多角形。这些斑点给人一个似乎未曾与虹膜接触的印象,仿佛海绵屑污染了玻璃表面。在观察时,有些很容易见到,有些需要细心分辨。这些斑点提示一个器官处暂时中毒状态。当它们中期存在时,则考虑到心血管疾病、癌症或已有严重的器质性病变。②黑睛上的一些陈旧性、残留的斑点,即一些小小的残黑色斑点,提示该部位所表示的器官病理过程的结束。实际上往往是一些疾病康复留下的一些"烙印",但应予以有效的监视,不断复查,以便及早发现可能复发的疾病。③色表沉着与疾病的性质。斑点呈色素颗粒状堆积,孤立地散在黑睛表面,如果斑点呈示:

Ⅰ.金黄色素:意味着器官脆弱。Ⅱ.淡黄色素:意味着化脓性感染。Ⅲ.暗黄色素:意味着中毒。Ⅳ.绿色色素:意味着绿脓杆菌感染等疾病。Ⅴ.暗绿色素:意味着恶性疾病的可疑,尤其呈鱼胆形态时更是如此。Ⅵ.红色色素:意味着出血,如果成小洼状密集于黑睛表面,就说明出血正在进行。Ⅶ.苍白色素:如果在黑睛外周出现苍白点,多是淋巴结炎。Ⅷ.黑色色素:如果色素呈黑色状,比黑睛(棕黑色)更深黑,分布在黑睛任何部位,形状大小不一,颜色可深可浅,此信号可见于该部位所属的器官病变。

(3)黑睛上的条纹状异变与疾病:①辐射状黑线出现,并呈轮状或辐射状,则表示在它们所出现的那个身体节段有某种程度的神经紧张,如手术后、伤后或治疗后构成神经痛证。黑线出现于某个区域,表示该区域的器官可能有疾病。②白色同心环在黑睛上出现,着重提示受检者特别有痛性痉挛及挛缩素质。如果白色同心环位于左眼黑睛上,尤其在脑区颞部,就宜考虑到心脏异常的可能性。特别是在黑睛上找到五个以上的白色同心环时,就要怀疑是心、肾、肝区疼痛的可能;如在黑睛外周有一圈同心环存在时,往往又是关节炎的表现。出现白色同心环,即在靠近黑睛外周边缘见到1～2个白色、不完整的圆圈,认为是妇女更年期综合征的表现。

(4)黑睛上出现陷窝或穹窿,即形态不一、大小不等的凹陷,散布在各个区域。它的出现意味着有机体功能的缺损,见于多个器官损害,如慢性妇女贫血患者,也可见于先天性缺陷。如果穹窿的底是张开的,就要注意到疾病在演化;如果穹窿的底是关闭的,说明损害已稳定,但仍不可放弃监护。在黑睛面上如果见到缺损,特别是在黑睛上方见到缺损,则多属脑供血不足。若黑睛上的缺损较浅,颜色呈浅黑色,表示病程短,症状轻;若黑睛上的缺损较深,颜色呈深黑色,表示病程长,症状重。

2.黑睛的划分与疾病的定位

(1)黑睛上的代谢环与疾病:代谢环即瞳孔周边,也可以认为是依附虹膜上的瞳孔边缘部分,其色呈褐红,饰以略暗花边而形成瞳孔缘。实际上相当于前后色素层的虹膜后面上皮层向前翻转，卷成略隆起的色素边缘，其鲜明程度也因人而异。代谢环完整、光滑，说明全身各器官的主要功能是完整的。它的存在标志着虹膜其他各部位器官显示的疾病都属良性。这有助于判断疾病的严重程度，是目诊中最具特征的部位。此外，代谢环也是副交感神经系统的投影所在，这种神经系统的紊乱可以表现为系统代谢环色泽的改变以及褪色，因此，当人体代谢机能处于完整正常状态时，代谢环依附于虹膜的瞳孔缘，其外观光滑、完整。在人体代谢机能紊乱时，代谢环变为残缺不全的点线状，呈半月形（月牙形），甚至缺如。此时应寻找其他虹膜信号，需用不同倍数的放大镜，才能看清楚虹膜的微细纤维。医生此时应高度警惕，建议患者到医院进一步做相应检查。有时尚能检查到无代谢环的瞳孔，此情况表示病情恶化，往往是危重症的晚期。

（2）黑睛上的消化环与疾病：黑睛上的消化环分两部分，占瞳孔区域的代谢与卷缩轮二者之间的地带，内侧1/2表示胃的结构及功能状况。其病理改变主要表现在其相应区域的纹理稀疏、肥厚、陷凹、斑点、颜色深浅等方面。

（3）黑睛上卷缩环及其周边地带与疾病：黑睛卷缩环是接近瞳孔缘部的花冠状隆起条纹，该轮区分黑睛表面为狭宽两部。狭部即消化环区（瞳孔部虹膜）；较宽部名睫状部虹膜，表示全身器官投影区，其结构表示交感神经系统和几种较大的代谢功能（体循环及淋巴系统）情况的投影。根据病理过程的改变，此域常出现随之而演化的隆起和色变，正常时黑睛的卷缩轮靠近瞳孔，纹理均匀而纤细，有规则，病变时此轮明显异常，表现为增粗、扩大，状若蔷薇花环，甚至残缺不全。对黑睛卷缩轮及其周边的病理阐述有较大分歧和异议，临床时需认真分析。

（4）黑睛外周部与疾病：黑睛外周部即睫状部虹膜也可分为两环。内环占全部位的2/3，是躯体各部不同器官节段投影的相对

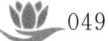

应区,每侧眼睛的睫状部虹膜可划分成多个节段,每个节段分别确切地代表相应器官的投影。左右两侧眼的黑睛分别表示躯体各半侧的对应器官,躯体中线部的器官共属两侧黑睛的投影节段。外环占 1/3,为周边血管的投影。有实验证明,所有来自躯体周边血管的病变都能在此环上表露出黑睛结构的改变。同样 2/3 的各器官投影区出现色泽、斑点、穹窿及结构的变化,就提示本器官的相应性质病变。

3. 瞳孔异变与疾病

黑睛诊法实际上包括虹膜与瞳孔两部分。瞳孔是以虹膜内缘为界限的圆环,正常情况下双侧瞳孔等大等圆,并可随光线强弱以及感情变化而扩大或缩小,其受交感神经交配。一般地说,如果:

(1)双侧瞳孔缩小,见于麻醉药品影响或农药中毒。

(2)双侧瞳孔散大,见于阿托品类药物影响。

(3)双侧瞳孔大小不等,常见于脑瘤等。

(4)瞳孔偏移,指瞳孔偏离黑睛中心的移位现象,这往往是由于异变节段(器官)的体积增大(如占位性病变),导致瞳孔偏移。其规律是循其直径方向,向有病变节段之对侧移位。右侧黑睛睫状部表面上尚无异常出现,但其组织内部已经进入改变的过程。此现象提示我们在黑睛表面出现异变之前,尽早采取措施,预防疾病的发生。

(5)瞳孔畸形,若瞳孔垂直长轴畸形,则趋向妇女脑血管意外和下肢动脉炎。若水平长轴畸形,则趋向衰退病症。若斜长轴畸形,则趋向于大脑半球偏瘫或趋向大脑溢血。总的来说,瞳孔畸形意味着畸形侧有严重的血管、大脑的病变。

(6)瞳孔扁平,常发生于有病变节段一侧,表示该节段有重要病变。黑睛外表呈乳白色者,多见于妇女老年白内障患者。

(二)白睛望诊法

白睛望诊法是通过观察巩膜、球结膜上的血管颜色、形态等变化,来判断疾病的病位、病因、病性,推测疾病的一种诊断方法。由于该法直观、简便、准确、无创伤、无痛苦,且还有早期诊断的价值,故深受群众欢迎,发展亦很迅速。巩膜质地坚固,不透明,呈瓷红色,占眼球外层后5/6,其表层与纤细的纤维和弹性组织构成的疏松结缔组织,含有较多的小血管。当躯体发生病变时,也可以通过这些血管(微循环)表现出来。球结膜是覆盖巩膜前1/3的薄膜,表面非常光滑,比较松弛,薄而透明,因此可透见下面的巩膜。球结膜上亦有许多小血管,其形态、色泽也可以反映躯体的病变。其实我们所说的巩膜诊法实际上包括球结膜。在临证中,球结膜出现的信号表示病程长、久病。也有学者提出球结膜信号提示病在腑,巩膜信号提示病在脏。

1. 白睛诊法的定位规律

白睛诊法也遵循着一定的定位规律,一般躯体上部疾病应在瞳孔水平线以上表现,躯体下部疾病应在瞳孔水平线以下表现,同样,瞳孔内侧主躯体内侧疾病,瞳孔外侧主躯体外侧病变。且左眼主躯体左侧疾病,右眼主躯体右侧疾病。部分疾病在双眼都可以有表现,躯体上部疾病也可以在瞳孔水平线以下得到表现,躯体内侧疾病也可以在瞳孔外侧得到体现。我们目前讨论的是普遍规律,特殊的例外。

2. 白睛诊法的定性规律

白睛诊断疾病的性质,主要在于相应区域血管发生的形、色的改变。

(1)从形态来看

①根部粗大:若见局部血管根部粗大,多属顽固性疾病,病程长,多有器官损害。

②曲张或弩张：若见相应区域血管呈弩张状，多属血瘀证或病情较重、较急。

③延伸：指血丝很长，延伸到其他区域。这多表示病情的发展方向以及疾病的范围，说明该部位疾病向另一部位发展或传变。

④离断：指延伸的血管在一定部位或中间突然中断，也有的被黑色瘀血点分隔开。此征往往表示该部位器官局部血液循环障碍、狭窄、阻塞等，常见于输卵管闭塞等。

⑤分叉：白睛上的血管状若树枝样分叉，表明该器官炎症的播散、扩张或血液供应障碍等。

⑥隆起：血丝浅表、明显、红活，多在球结膜上，表示该病为急病、新病，或者说是急性炎症开始。

⑦雾斑：即片状青紫斑，像瘀血凝集成一模糊小片。多属于气滞血瘀证，提示患者有该部位的胀痛症状。如在肝、胆区见此症，多提示有肝气郁结症状。但见于女性还可以提示有乳房疾病，如乳腺小叶增生等。

⑧黑点：即血管末端的黑色瘀点，往往与雾斑相兼出现，一般多属血瘀症。提示该病病程长，症状重，损伤大。

⑨黑圈：在观察白睛时，我们还可以见到一种比黑点稍大的黑色圆圈，这不仅是一种严重的瘀血症状，而且提示我们在该部位已有包块状肿块出现，必须高度警惕，注意其他体征。

⑩螺旋形状：如在白睛上见到螺旋形状血管，表示躯体内血液循环严重障碍或者气滞血瘀，血流不畅，导致血络挣扎延伸。临床上往往以痉痛、刺痛、灼痛的症状出现。

⑪蜘蛛网状：蜘蛛网状血管，提示患者有风痰、有瘀。

⑫叶脉状：血丝像树叶茎脉样分枝，表示体内严重的血液循环障碍，或有体内瘀血症。

⑬横行血丝：即指白睛上部的血管横行走向，呈"一"字形。一般正常人或普通疾病患者，眼球上半部血丝呈纵行，向瞳孔方向纵

行走向。如呈横行血丝走向,则提示患者有消化系统方面的严重病变。

⑭贯瞳:即指血丝延伸进入黑睛,俗称赤脉贯瞳。其中又以1条赤脉为病轻,2~3条赤脉为病重;又以赤脉不贯过瞳孔为病缓,穿过瞳孔为病急。临床上多属妇女淋巴系统严重疾病。

(2)从颜色来看

①鲜红:多为新病、急病、热病。

②紫红:多为邪热入营,灼津为痰,灼血为瘀。

③深红:表示症状加重、加深,也表示病情恶化。还有学者认为是病邪由表传里,入中脏腑,并认为此象若出现于球结膜上为腑病,若出现于巩膜上为脏病。

④红中带黑:多为新病久治不愈,入里化热,热炽血滞,瘀血内生,表示病程长,瘀血重,热邪盛,正气始虚。

⑤红中带黄:黄为胃病的征象,亦为瘀血化解后的表现。红中带黄,提示病情好转,病势减轻。

⑥血丝淡黄:表示病将愈,或该病症消失。如果血丝包淡黄略红,表明病情虽好转,但尚有余热未清。

⑦浅淡:属虚证、寒证。提示机体相应脏腑的气血不足、寒凝气滞、血行不畅,部分血丝浅淡亦属正常现象。区别在于:病变者,血丝多而乱;正常者,血丝少而且直。

⑧暗灰色:为陈旧性病灶。多见于慢性炎症病愈后留下的"烙印"。主要是巩膜上的血管发生变化之后,由于疾病重、损害大,故血管变化后不易复原,从而长期留下"烙印"。临床仅能提示病史。

(三)妇女疾病在眼的表现

1. 子宫出血

子宫长期出血能引起贫血,眼视物模糊及视力减退,睑结膜颜色浅淡。出血停止后,视力可恢复。但功能性子宫出血症、月经过多以及宫外孕引起的大量出血所导致的视神经萎缩而致视力严重障碍者,可以造成永久性视力减退。

2.子宫位置不正

子宫位置不正可以引起反射性的眼部症状,如眼部周围疼痛、眼肌疲劳,以及反射性头痛目眩等,这些可以给我们提供诊断参考。

3.正常月经

月经虽然正常,但由于引起眼部的一系列变化,故特说明一下。月经期常可见视力疲劳和视力障碍,甚至引起头痛。但只要配上合适的眼镜,就可以缓解或减轻月经期的反射性头痛和视力疲劳及障碍。另外,月经期眼睑常出现水肿及眼睑皮肤的"黑圈"状外观,待月经终了时可自行消失。还有,月经期球结膜血管常常收缩变细,毛细血管贫血状,也有出血。

4.月经病

月经病,即指月经的期、量、色、质、味等的异常改变,以及由此导致的各种病变。月经不正常的患者往往出现较多和较重的眼部异常症状。首先是视力疲劳或视力减退。月经量过多时可以发生贫血,从而结膜和眼底表现出贫血或出血现象。无月经来潮患者眼部周围常有饱满感和沉重感,眼睑常出现轻度水肿。也有其他月经异常妇女每于月经来潮前眼睑水肿,结膜充血,一般待月经来潮后症状立即消失。妇女月经来潮时,结膜还可出现代偿出血。异常月经时,结膜可以出血贫血、充血或结膜下出血,也有的妇女可伴有慢性结膜炎。

5.妊娠中毒症

妊娠中毒症的主要病理改变是全身小动脉痉挛和水钠的潴留。其眼部表现为:患者常自诉眼前有"冒金星"感觉或眼前有小黑点移动,视力疲劳或视物模糊,有时出现阵发性眼力障碍。眼睑皮肤水肿,有时很显著。球结膜亦发生水肿。另外,妊娠中毒症患者的球结膜血管往往有显著的改变,其改变对本症的诊断有较高的价值。这种患者球结膜往往发生小动脉痉挛,小静脉呈颗粒状及毛细血管弯曲和结膜贫血等异常现象。子痫患者这种改变尤其显著,严重子痫患者球结膜毛细血管则呈蛇行状态。

6. 更年期综合征

更年期综合征指自然绝经前后出现一些症状和体征。此时,绝大多数患者感觉到视力疲劳。即使佩戴适度的老花眼镜仍然感觉视力疲劳、视物模糊,有头痛、眼胀的症状。在绝经期,有的眼睑出现痉挛症状或眼睑水肿、发红、上睑下垂、流泪和羞明,且泪液明显减少,自觉眼睛干燥。

7. 带下症

带下患者的下睫毛边缘与下眼睑之间,有条线状、浅黑色的明亮带存在。

8. 月经过多或带下不止

妇女两眼上下胞睑发绀,是冲任亏损的表现,有此者多半是月经过多或带下不止。

9. 难产

妇女初胎,心怀畏惧而双眼下呈黑色者,多发生难产。

(四)观目诊断妇女病的特点及临床体会

1. 特点

观目诊断妇女病是独具特色的一门科学,其特点有:

(1)诊断准确、迅速。只要用放大镜或肉眼一看就可以知道妇女患的是什么病或将患什么病。

(2)操作简便,易学、易懂。目诊诊法设备简便,只需用6～7倍的放大镜即可开展工作,不受体位和环境条件的限制。医生一手撑开患者的眼睑,协作视线,另一手持放大镜即可进行观察,无任何副作用,病人亦无任何不适,医患容易配合,病人乐于就诊。

(3)无副作用,经济、安全,便于推广。随着科学技术的进步,临床诊断技术也越来越先进(如B超、CT扫描),但普遍有设备造价高,检查费用贵,且操作复杂,或有副作用,甚至有意外事故等缺点。因此,目诊法就更显示它的优点。仅用肉眼观察眼的外部结构,即可获取诊断信息,再运用逻辑思维进行综合分析,就可作出判断。

(4)司外揣内,见微知著。对于目诊来说,司外揣内的"外"主要是指眼睛的外在变化或局部表现,"内"则指体内部脏腑器官、四肢百骸。见微知著的"微"就是指眼睛外都的微细变化,"著"则指人体阴阳的失调及脏腑、气血津液、经脉的相关病变。这些认识方法正体现出中医的整体观念,说明了目诊理论的科学性。

(5)有广泛普查妇女病的现实意义。

(6)具预测未病、防患未然的功能。从目诊来诊断和预测疾病,达到早期诊断、早期治疗的目的。目诊法的特殊意义,正在于"言上工知相互色于目"。

2. 临床体会

(1)临床意义

目诊具有"决疾病而卜生死,究病机而知进退,测未病而防未然"的临床意义。

①诊目观阴阳。

②诊目辨表里。

③诊目审寒热。

④诊目定虚实。

⑤诊目定脏腑、辨络、察气血。

(2)局限性及其存在的问题

①眼部本身的疾病给目诊带来干扰。

②癫狂以及烦躁病人,因他们摇头晃眼不予合作,给目诊带来困难。

③目诊法只能作初步诊断，若无丰富的临床知识及经验，难以得到高度准确的诊断报告。再者，由于眼睛的部位特殊，观察需要非常仔细，稍有疏漏，易造成漏诊、误诊。

④部分妇女功能性疾病难以在眼睛上表现出来，无典型诊断信号可循。

⑤急性的、意外的、突发的创伤，目诊的诊断价值不高，因为某些疾病及损伤，目上信号需要一定时间才会出现。当然，也没有必要在严重外伤及急性发病时，去找目诊医生。目诊仅能初筛及进行初步体检，必须靠现代科学仪器的配合，以便深入探明病情。

二、舌诊诊断早期妊娠

我们运用中医舌诊进行早期妊娠诊断，经过5年的初步观察，整理出资料完整者500例，现报道如下。

(一)临床资料

观察对象为本院妇科门诊病人，均为育龄期妇女，共500例，其中63例为先兆流产病人。临床表现主要为停经35天至3个月，并分别伴有恶心、嗜酸、择食、纳差，晨起偶有呕吐痰涎、头晕、乏力、嗜睡、怕冷或口干、便干、手足心热等症状。500例均采用本院化验室尿HCG酶免，试验均为阳性。

(二)观察方法

1. 舌象观察

按中医传统望舌方法，在自然光线下望舌，分为瘦薄舌、红舌、嫩舌、淡舌、胖舌、暗舌、水滑苔、干苔八类。

2. 统计方法

在统计中，将淡红舌舍去不计，将兼见两种以上舌象的，分别

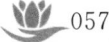

归入上述八类中单种计算。将56例有口干、便干、手足心热等伤津症状,舌苔仍润泽的归为滑苔;因齿痕与胖舌同见,故将齿痕舌归为胖舌统计。

(三)观察结果

早期妊娠时,各种舌象情况见表1。

表1　早期妊娠各种舌象的比较

舌象	瘦薄舌	红舌	嫩舌	淡舌	胖舌	暗舌	水滑苔	干苔	总计
例数	40	230	137	93	126	330	440	44	500
%	8	46	27.4	18.6	25.2	66	88	8.8	

(四)讨论

我们所观察的500例,虽有体质的差别、季节的影响及少数先兆流产等情况,但其舌象变化都具有很大的规律性。本观察显示,早孕后苔滑多津明显,且随孕周的增加而渐增不减。500例病人中440例出现滑苔,占88%。水滑苔主阳虚痰湿内停,恰与恶心、择食、晨间偶有呕吐痰涎表现相应,符合受孕后经血不泻,冲脉之气较盛,冲脉隶于阳明,而阳明脏腑多气多血,津液充盈的机理。现代医学认为,妊娠期醛固酮及雌激素水平较非孕期增高,孕早期即轻度潴留,血容量增加,同时血液稀释,血浆蛋白降低,血管通透性增加,苔滑多津可能与此有关。我们观察的440例滑苔中,有142例出现口干、便干、手足心热等伤津症状,其中95例舌苔仍整体水滑或边尖多津,另47例舌苔润泽,与伤津症状不符,而干苔在500例病例中仅44例,占8.8%,其中31例苔中后部干而舌尖多津。由此可见,水滑苔在早期妊娠诊断中具有普遍意义。

暗舌为气血瘀滞之象,而受孕后往往影响气机升降,"血聚气留,胞宫内实",故可出现暗舌。现代医学认为,妊娠期血液处于高凝状态,暗舌可能与之有关。本组500例中,暗舌330例,占66％,说明暗舌在早期妊娠诊断中也具有较重要的价值。

红舌主热证。受孕后阴血聚于下焦以养胎,致使机体处于阴血偏虚、阳气偏亢的生理状态,故可出现红舌。本组500例中,出现红舌230例,占46％,提示红舌在早期妊娠诊断中具有一定意义。

瘦薄舌主气血两虚及阴虚火旺,嫩舌主虚证,淡舌主虚证、寒证或气血双亏,胖舌为水湿饮内停所致。受孕后,阴血聚于下焦以养胎,致使孕妇机体处于阴血偏虚、阳气偏亢的生理状态,故可出现嫩舌、瘦薄舌;又受孕后经血不泻,冲脉之气较盛,冲脉隶于阳明,若脾胃素虚,甚或痰湿内生,则可见淡舌、嫩舌、瘦薄舌或胖舌。

传统中医诊断早孕,历来以诊脉为主,脉象"阴搏阳别,谓之有子","早孕脉多滑利而尺脉按之不绝","妇女妊娠,脉常见滑数而冲和,是气血充盛而调和的表现"。然而中年受胎及气血羸弱之妇早孕脉见细小而数,与非孕脉不易鉴别,且月经期脉亦可见滑象,与先兆流产脉不易鉴别,加之诊者经验不足等原因,使临床上时有"心中难了,指下不明"之苦。而望舌之质、苔变化一目了然,以此诊断妊娠,又添佐证。

三、人中诊察子宫疾病

人中即鼻中隔至上唇顶端之间的皮肤纵沟区。观察人中来诊断子宫(妇科)疾病,在民间有较丰富经验。现代有些医者通过大量临床观察,证实了人中与子宫有相关意义。我们借助现代检测技术,试从形态学角度对284例人中诊察结果进行分析,以探索人中与子宫的相关性及其机理。

(一)观察对象

23~42岁的育龄妇女共284例,通过妇科检查和X线子宫造影、B型超声显像、腹腔镜、宫腔镜、血内分泌测定、基础体温测量等,分别设立畸形子宫组、子宫发育不良组、子宫肌瘤组、卵巢功能不健组和正常健康对照组。1.畸形子宫组(49例)。包括双子宫8例,子宫纵隔16例,双角子宫11例,单角子宫3例,鞍形子宫11例。2.子宫发育不良组(51例)。检查子宫明显小于正常,宫体与宫颈长度比小于2∶1,其中包括幼稚型子宫和始基子宫。3.子宫肌瘤组(35例)。包括子宫黏膜下肌瘤、浆膜下肿瘤和子宫肌腺病。4.卵巢功能不健组(61例)。经检查子宫大小、形态尚正常,基础体温测量呈单相型,或血内分泌测定雌二醇、孕酮水平偏低,临床表现为闭经、月经稀发、子宫功能性出血等。5.正常健康组(88例)。各项检查证实子宫大小、形态无异常,基础体温呈双相型,月经周期、经量均正常。

(二)诊察内容和方法

对人中的诊察主要着重在长度、宽窄度、深度、纹痕和隆凸(包括色泽)几个方面。长度:参照《人体测量手册》规定,以鼻下点(鼻中隔与上唇顶部定点)至上唇缘中点的连线为人中长度,一般在12~19 mm。宽窄度:两沟缘间距7~10 mm,上比下略窄,两沟缘平直,与上唇连接处有明显棱角。深度:沟道深浅适中,平整,沟缘清晰。

1. 正常型

人中整齐端直,沟缘上下等宽,或略呈上窄下宽的梯形,或在近上唇缘处稍变窄,而呈梨形。沟道深浅适中,沟缘清晰,人中无偏斜、弯曲或上翘,沟道内不出现横纹、隆起或凹陷,人中色泽明朗,微黄红润。

2.异常型

人中形态异常改变,可归纳为九种类型:

①短促型:人中特短(长度小于12 mm),上唇较厚,沟缘线显或隐约。②狭窄型:人中沟似一条线,人中沟缘间距在5 mm以下。③八字型:人中上部明显狭窄,下部开阔,呈八字形。④倒梯型:人中上部特别宽,沟道变浅,下部狭窄。⑤偏斜型:人中向左或向右偏斜。⑥浅平型:中漫平,上唇变薄,沟缘不明显,甚至消失。⑦圆凹型:人中沟凹陷呈圆形,上唇上翘。⑧横纹型:人中沟中部出现横纹,微笑时横纹更显。⑨隆凸型:沟道内有线状或丘状增生隆起,其位置、长短、大小不固定,有的可呈线状凹陷,无充血,无痛痒感觉。

3.诊察方法

让受检者正面对坐,用聚焦光呈30°~45°侧面照射入中沟。在观察和度量时,必须掌握以下几个指征:人中的颜色光泽,人中的长度,二条沟缘的宽度(包括上和下部),沟缘的清晰度,人中有无弯曲偏斜上翘,沟道的深浅,有无凹陷,沟道内有无线状或丘状隆起,静止或动态时人中部位有无纵纹或横纹阻隔等。

对284例妇女的子宫形态取得较客观指征的基础上,分设五个临床观察组,把预先检测的人中形态、色泽等一般资料的文字描绘记录卡和各角度拍摄的人中图像资料分别归入各组进行研究和统计处理。

(三)结果

1.人中长度比较

见表1。

表1 人中长度比较

	畸形子宫组 (49例)	子宫发育不良组 (51例)	子宫肌瘤组 (35例)	卵巢功能不健组 (61例)	对照组 (88例)
短促型	1	11	1	4	3
适中型	40	39	31	52	78
偏长型	8	1	3	5	7

经卡方检验,五组总体比较,其差异无显著性意义($P>0.05$),但其中短促型的分布情况比较,子宫发育不良组明显高于正常对照组($P<0.01$)。

2.人中深度比较

见表2。

表2 人中深度比较

	畸形子宫组 (49例)	子宫发育不良组 (51例)	子宫肌瘤组 (35例)	卵巢功能不健组 (61例)	对照组 (88例)
浅平型	12	28	9	35	13
适中型	27	19	19	20	47
偏深型	6	3	5	3	22
圆凹型	4	1	2	3	6

表中显示,人中浅平型在子宫发育不良和卵巢功能不健二组的出现率明显高于正常组($P<0.001$),其中幼稚型子宫16例,表现为人中浅平型有11例($P<0.001$);基础体温单相,性腺激素水平偏低的44例,表现为人中浅平型23例($P<0.025$),具有较显著的临床意义。人中圆凹型在各组比较,无显著差异($P>0.05$)。

3. 人中宽度比较

见表3。

表3 人中宽度比较

	畸形子宫组 （49例）	子宫发育不良组 （51例）	子宫肌瘤组 （35例）	卵巢功能不健组 （61例）	对照组 （88例）
狭窄型	2	1	2	1	6
八字型	3	4	2	6	8
倒梯型	1	3	1	4	7
偏斜型	0	2	1	2	4
适中型	43	41	29	48	63

经卡方检验，表中人中形态各型在各组比较，均无显著差异性（$P>0.05$）。

4. 人中沟异常形态比较

见表4。

表4 人中沟异常形态比较

	畸形子宫组 （49例）	子宫发育不良组 （51例）	子宫肌瘤组 （35例）	卵巢功能不健组 （61例）	对照组 （88例）
线状隆起	21	8	4	6	8
点状隆起	3	1	7	3	4
纵行褶纹	13	2	4	2	4
横行褶纹	4	1	0	1	0
无异常	8	39	20	49	72

表中显示，畸形子宫组人中沟道异常形态出现率明显高于正

常组($P<0.001$),其中以线状隆起和纵形褶纹尤为显著,子宫肌瘤组人中沟异常形态出现率亦高于正常对照组($P<0.05$)。

(四)讨论

1. 人中诊法机理探讨

早在两千多年前,《内经》已提出了人体内外相应的理论,认为人体内部脏器的生理活动和病理变化可以反映到体表某一固定区域。因此,体表某一特定区的细微变化,可以在不同程度上反映出与其相关联的内脏的生理病理。《灵枢·五色》记载:"面王以下者,膀胱子处也。"张景岳注:"面王以下者,人中也。"人体是一个上下左右内外统一的有机整体。人中反映子宫及妇科疾病,是通过经络贯通内部脏腑的。人中是督脉、冲脉、任脉、手足阳明经脉、足厥阴肝经支脉等上行交会之处,尤其是冲、任、督脉均源出于胞中(子宫)。人中就成为胞宫以及内脏奇经气血盛衰影响于胞宫而致妇科疾病的一个特定反映区。中医学这种表里相通、内外统一的理论,与近代学者提出"生物全息律"(即生物体的每一局部都包含着整体的信息)是相一致的。

从人体组织发生学角度看,子宫由中肾旁管(苗勒氏管)演化而成,子宫形态异常是由于中肾旁管发育异常或停止发育所致。如双子宫是由于左右中肾旁管形成子宫时没有完全合并所致,假如这种双重化仅出现于子宫体上部,则成为双角子宫;一侧中肾旁管退化或未形成,则可变成只有一侧输卵管的单角子宫。而人中的形成恰巧与中肾旁管形成在同一时期,即胚胎生长的第6~7周,如果在此期间受到某种因素的作用而影响了中肾旁管的发育演化,也就同时影响了人中组织的发育形成,以致发生子宫形态与人中形态的同步变异。

2. 资料分析

临床观察5组资料均通过显著性检验(卡方检验和方差检验)

证实了人中与子宫相关的临床意义。其中子宫发育不良组的人中浅平型或短促型出现率较高，卵巢功能不健组的人中浅平型出现率明显增高，畸形子宫组和子宫肌瘤组的人中沟形态异常（隆凸、褶纹、线状隆起）出现率较高。说明在形态学方面，人中与子宫有一定的相关性。至于人中宽度比较未提示与子宫形态变化相关，但是否对妇科疾病（如闭经、痛经、不孕等）有临床诊断价值，还有待进一步探讨。

3. 人中诊法推广运用的几点设想

人中诊法具丰富的内容和实际临床意义。虽然在观察和判断时，可能会出现一些认识上的误差，但其实用价值也与中医脉诊、舌诊、耳诊等其他诊法一样，是无可置疑的。目前，人中诊法尚处于发掘探索阶段，还有许多内容需要借鉴现代先进的检测手段，做形态学、内分泌学、遗传学、临床治疗学等方面进一步研究探讨。同时，还需要较大规模的人群调查，区别不同年龄、不同地理环境的健康人与患有子宫疾病的患者的各自人中特征，采用模型对照法来初步制定客观的人中形态、色泽类型的基本模式，统一对人中形态、色泽的描述方法，逐步推广测色、测明暗度、测局部温差的客观定量检测方法，以建立人中形态、色泽的评定标准，不断扩大人中诊法的应用范围，揭示人中诊法的奥秘。

四、从肺论治月经病

中医妇科在脏腑辨证方面，重视肝、脾、肾三脏，尤其在月经病治疗方面表现甚为突出，然而往往忽视调治肺脏对月经病的治疗确有显著疗效。我们从近30年妇科临床治疗中，深刻体会到月经病从肺治的重要性，它可弥补月经病治法的不足。现简述如下，供临证参考。

(一)月经病从肺治的理论依据

1. 肺主气,月经病气血辨证勿忘肺

气是人体赖以维持生命活动的重要物质,遍布于全身各个脏腑组织器官,循环往返,运行不息,上下表里,无处不到。然其产生与运行皆由肺所主。正如《素问·五脏生成篇》所说"诸气者,皆属于肺"。

妇人虽然以血为本,月经的主要成分是血,月经病又常以血病的形式发生。但是气为血帅,气行则血行,气滞则血凝,二者息息相关。往往血病因于气,气病因于血。例如,肺气虚或不降,可以使推动之力减弱或气机升降运动失常,形成血的运行不利,导致瘀血证,发生月经后期、月经过少、闭经、崩漏、痛经等病。另外,肺病亦可影响脾胃的运化(有肺病的人大多纳差),致血的生化障碍,影响脾的统血功能而发生月经提前、月经过多、经期延长、崩漏、闭经等病。这类月经病在治疗时必须审证求因,分清标本,直接从肺着手,方能提高治疗效果。而中医妇科治疗月经病虽然应用气血辨证,但只重视脾胃与气血的关系,重视肝郁→血滞→血瘀或寒凝。相对忽视了肺与气血的关系,因此在选方用药时就照顾不到肺。

2. 肺主治节,朝百脉,月经病脏腑辨证勿忘肺

中医认为"肺主治节"。如《素问·灵兰秘典论》所说:"肺者,相傅之官,治节出焉。"这里的"治节"即治理调节之意。人体"君主"之官的心与"相傅之官"的肺因同居胸中,故肺能帮助"心君"调节全身各脏腑组织,使其归于统一协调,成为一个有机的整体。肺的治节作用能把体内无用的水液下输于膀胱,或外散于汗孔;把体内的浊气由鼻孔呼出体外;把新鲜氧气及脾胃运化的水谷精微物质,通过百脉布散给五脏六腑、四肢百骸而调节全身。因为月经病大多属于内伤日久,脏腑功能损伤,往往因一脏有病而牵连数脏俱病,很易导致脏腑间的协调状态被破坏,所以肺主治节功能显得尤为重要。

肺为华盖，外合皮毛，开窍于鼻，与外界直接相通。它可以根据自然界的气候变化来调节汗孔的开合，而维持人体正常体温，保证气血平和。若其治节无权，皮毛汗孔开合失司，外邪就会乘虚侵入体内，通过气血的运行而致月经病。如寒邪侵袭，可使经水凝涩、冲任经脉阻滞，而发生属于寒凝血瘀的痛经、闭经、月经过少、经行错后等病症；热邪侵袭，可使经水沸溢而妄行，冲任不固而发生月经过多、月经提前、经期延长、崩漏等病；风邪侵袭，可使营卫失调而发生经行发热、经行身痛、经行风疹等病。以上这些类型的月经病，若能在急则治标（调经）的同时考虑到治本（调肺），则往往收到如鼓应桴之效。

3. 肺藏魄，月经周期与肺有关

《素问·宣明五气篇》曰"五脏所藏：心藏神，肺藏魄……"，张景岳在《类经》中解释"魄"时说"魄之为用，能动能作"。"初生之时，耳目必识，手足运动，此魄之灵也。及精神意识，渐有知觉，此肺之神也。魄之为用，痛痒由之而觉也。"从此可以看出，肺存之"魄"与人体神经活动中有关本能的感觉和动作活动的支配有关。如某些绝经前后诸症，不但表现月经方面的证，而且还表现全身各脏腑功能失调。有些患者见周身皮肤如虫行，此为魄之为病。这些症候往往用一般的辨证论治很难控制。我们在临床上见到这一症状时即定位在肺，从肺论治，常获捷效。由此推之，月经周期性的变化可能与肺有一定的关系，因为月经的周期性变化亦属人体一种本能的生理功能。月经的产生虽然是肾气天然的作用，但肾气是肾精化生，先天的肾精来源于父母之精，"魄"是"并精出入"的，其存于肺。所以认为，肾气是培育天癸的物质基础，而真正主宰天癸变化的是肺存之"魄"。故有些月经病周期紊乱可以通过肺和肝肾两脏来治疗，方能收效。

(二)月经病从肺治历代医家例证

从历代医家效方中可以找到月经病从肺经治疗的例证。如傅青主治疗老妇血崩的加减当归补血汤,由当归30 g、生黄芪30 g、三七末9 g、桑叶14片四味药组成,其方药简而力猛,疗效显著。方中生黄芪功能在补肺气,因其性温燥,有壅气、助热、伤阴之弊。而失血之病易发生阴虚火动之忧,配伍以辛凉宣肺之桑叶,一补一宣,一温一凉,一燥一润,使补而不壅,温而不生热,燥而不伤阴,相互为用,使肺气得补,治节有权。同时配以当归,不单是当归补血汤之意。故凡属气虚而瘀的各种月经病,此药当列首味。

罗知悌的"正气天香散"方由苏叶、干姜、香附、沉香、乌药五味药组成,治疗妇人因感寒所致的痛经及月经不调诸证疗效颇佳。其方功在温宣肺气,以散寒行气止疼。

我们用此方加减治疗经期冒雨涉水而感受寒湿邪气或过食生冷寒凉之品所致的诸痛经、经水不调,屡用屡验。

李东垣《兰室秘藏·妇人病门》治疗崩漏及月经不调时多重用黄芪,旨在脾肺双补,且常加用防风、荆芥、羌活等入肺经的风药。因肺性以宣发肃降为顺,风药轻扬宣散,顺其性便是补。他在治疗月经病时,冬季常加入麻黄、杏仁等宣肺散寒之品以取效。如其调经补真汤,内即有麻杏。

(三)月经病从肺临症举隅与体会

1. 病例一

陈××,22岁,水上船民。初诊于1985年秋。患者年已22岁未见来经,曾服中西药治疗3年余,均无效。来诊时问病史得知,10岁时患感冒发热后遗有咳喘未治愈,以后每遇感冒受凉即发。来诊时正值咳喘发作,证见面色㿠白,微恶风寒,咳嗽气喘,痰色白质稀。舌淡苔白滑,脉细滑,右寸浮紧,两尺重按无力。

辨证分析:患者咳嗽时日已久,寒邪客于肺上,肺气受损,治节不行,升降失司,肾水失于滋养天癸故而不至,冲任不能通调月经故而不潮。病属闭经,拟益气散寒、宣肺之法,方用参苏饮化裁。

处方:党参15 g、苏叶6 g、陈皮5 g、炙甘草5 g、生姜5 g、大枣6枚。水煎服。

患者来院治疗6次,共服20余剂,咳喘治愈,体力逐渐恢复。后改为麻中益气丸合肾气丸,嘱各服1丸,1日3次以善后。服用1个月后随访,患者月经已初潮,次年出嫁后生1男孩。

2.病例二

郑××,女,46岁,家庭主妇。初诊于1983年冬。患者月经无定期已两年余。伴头晕眼花,目眼干涩,烘热汗出,气短乏力,心悸失眠,多梦,全身皮肤如虫行,手足指(趾)发麻,久治不愈。来诊前因患感冒,上述症候更重,并增有干咳喉痒,咽干时有如物梗,面色潮红,血压180/120 mmHg(24.0/16.0 kPa)。苔薄白少津,脉细数而弦。

辨证分析:患者年届更年期,肺肾两虚,肺虚治节无权,肾中阴阳失调,各脏腑失于协调故而诸症丛生。加以肺受风邪侵袭,化燥伤阴,而致诸症加重,诊为经期前后诸症。因外有感受风燥之邪,故润燥宣肺散风为治,方用桑杏汤加减。

处方:桑叶20 g、杏仁(蜜炙)6 g、沙参10 g、川贝6 g、甘草3 g、桔梗6 g、防风5 g、栀子皮5 g、荆芥5 g。水煎服。

服上方6剂,不但干咳、喉痒等症尽除,且前症亦有所好转。随去荆芥、防风,加入五味子5 g、麦冬12 g、菊花5 g、党参10 g。嘱水煎再服6剂。后随访,患者未服其他药而诸症逐渐平息,恢复健康。

按:以上二病例均从肺治,使数年痼疾脱然而愈,足见月经病从肺治疗之效果迅捷。

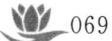

(四)体会

肺脏虽然与冲任、胞宫无直接联系,但由于肺在人体有主气、主治节、朝百脉、藏魄等重要生理功能,通过各脏腑经络气血的关系而间接影响月经的生理、病理,故月经病可以通过调整肺的功能而取效,这与传统的重视肝、脾、肾之观点并不发生矛盾,还可以相得益彰。这一治法不止适宜月经病的治疗,其他妇科病亦有一定的应用范围。故我们认为临床治病必须全面分析疾病发生及其先因后果,整体地辨证施治,方能收到良好的疗效。

五、从肝诊治妇科病

妇人有余于气,不足于血,肝藏血,主疏泄,故"女子以肝为先天"。妇科病的治疗,若从肝着手则为一有效途径。当代名老中医在此方面积累了丰富的经验。我们拟就吴氏从肝论治妇科病的经验加以整理分析,以就正于同道。

(一)疏肝解郁法

女子阴性凝结,易于怫郁,使"妇人之病,多起于郁",而诸郁不离乎肝。可见,肝郁病变为妇科多见,疏肝理气解郁也就成为妇科常用之法。疏肝解郁,名老中医妇科善用逍遥散。如宋光济氏治痛经用逍遥散,胀甚者加青皮、橘叶、枳壳、八月扎等。江西刘茂春氏治妇科病着重从肝论治,常以逍遥散加入绿萼梅、佛手花、玫瑰花之类。盖花味芳香,芳香可以解郁,轻剂亦可取胜。南京胥受天氏治肝郁之痛拟加味逍遥散,即方中加香附、月季花、绿萼梅之类。另外,肝体阴用阳,在疏肝调气时,胥氏常加石斛、麦冬、蒲公英一类来清热滋阴柔肝体,使肝之阴阳得以平和。当然亦有自拟方药者,如陕西任继高氏治疗肝郁气滞之不孕症,多用香附、白芍、陈皮、青皮、柴胡、王不留行、枳壳、川楝子等以通达气机，疏肝解郁。河南梅维伦氏调肝每在开郁行气剂中掺以风药，或加薄荷、菊花、荆芥而宣之；或施桑叶、苏梗辛以散之；或投柴胡、防风、羌活疏而升之。他认为风药可辛开达郁，疏散升扬，利气理血。由以上的治法用药经验可以看出，名老中医在此是以疏肝解郁为主，同时又照顾了相关病机，如伤脾用白术、茯苓，伤阴用麦冬、石斛，化热用蒲公英等。整体观念是中医临床的特点与指导思想，亦可体现于脏腑相关的病机分析与论治。如裘笑梅氏治妊娠恶阻用枇杷叶，以为肺金清则肝气易平，而肝与脾胃之关系更为密切。当代名老中医在疏肝健脾中似有养血柔肝之意，"女子以血为本"。如韩百灵氏治肝郁脾虚不孕症，疏肝之中加用白芍、山药、当归、川牛膝等。陕西魏宏楷氏治疗更年期之心悸失眠、多梦易惊等症，不用归脾汤补益心脾，而是认为妇女七七之年多见伤于劳倦，阳明经脉空虚，厥阴风木横逆，木横土衰，而出现头晕目眩、肉䐜筋惕、汗出、脘满纳呆等症。治则健脾益气，养肝熄风。方用党参、白术、茯苓各 15 g，陈皮、半夏各 10 g，以健脾强中而补虚；白芍、防风各 10 g，佐以龙骨、牡蛎各 15 g，以养肝柔肝，潜阳而熄风。

肝木脾土相互影响虽以肝郁脾虚为多见，若因情志不遂，或因饮食不节，疏泄不利，升降失调亦可形成肝脾气机郁滞而为湿热带下。治当清肝脾，利湿热，方书中多用二妙散或龙胆泻肝汤。广东蔡纯臣氏则虑其过于苦寒，而用四苓汤加味：茯苓、泽泻、白术、黄柏、鱼腥草、椿根皮、茵陈、生苡仁、柴胡。

妊娠恶阻病机多责之于肝胃，在治疗上以养胃平肝为法则。姚奇蔚氏治疗此病症偏寒者用温胆汤去半夏，以枳壳易枳实为基本方，偏热者以叶氏益胃汤为主。洛阳秦继章氏拟疏肝健胃汤以治肝郁胃热型妊娠恶阻，药用：

柴胡 6 g　　醋香附 10 g　　竹茹 9 g　　黄连 5 g
姜半夏 6 g　　茯苓 10 g　　石斛 15 g　　吴萸 3 g

陈皮6 g　　　藿香9 g　　　伏龙肝30 g　生姜3 g
苏梗6 g

另外,临床上有一种现象,痛经之时每有胃脘疼痛,马龙伯氏称此为肝胃气痛,治疗调和肝胃,既用酒当归、制香附,又用砂仁、陈皮、沉香曲、鸡内金等。蒲辅周氏则处方为党参、吴萸、半夏、当归、桂枝、白芍、炙草、大枣、生姜。谢利恒氏治肝胃不和之月经不调,则用橹豆衣、杭白芍、左金丸、橘白络、炒枳壳、绿萼梅、鲜柠檬等。

女子经前或经期,常有腰腹疼痛者,腰为肾之府,少腹主之肝,故知为肾虚肝郁,木失水涵也。马龙伯氏治肝郁肾虚经漏,药用桑寄生、川断、当归、川芎、白芍、阿胶珠、生艾叶、砂仁、炙甘草等。此方重在滋水养血,益肾水涵肝木,使肝气得疏,则肾得以生天癸,冲任自调。韩百灵氏治肝郁肾虚之不孕,则重在调肝理气而补肾。药用:

当归15 g　　川牛膝15 g　王不留行12 g　川断20 g
枳壳15 g　　佛手15 g　　通草12 g　　寄生20 g
川楝子15 g　山药15 g　　白芍25 g　　皂刺12 g

长期的临床实践使得名医们也提出了一些新的观点和治法。如肝郁日久可以化火,但肝郁亦有兼寒者。王慎轩氏根据其临床体会常将经期发热分为两大类,其一就是肝郁兼寒证,治则芳香理气而散寒,以藿香正气丸加防风、肉桂为主。若无丰富的临床经验,加之辨证论治的精神,是难以用藿香正气丸来治肝郁的。

(二)清肝泻火法

肝郁日久可以化火,名老中医用丹栀逍遥散。江西李衡友氏治肝郁化火型功能性子宫出血即用丹栀逍遥散加减。叶熙春氏治月经病木火过用丹栀逍遥散除姜、苓、术、草,加入夏枯草、川楝子、八月扎、白蒺藜,或用失笑散合金铃散加味,制其肝用之太过。沈仲理氏将肝郁化火所致的痛经称为"热因痛经",治疗用红酱金铃四物汤(当归、川芎、赤芍、生地、红藤、败酱草、金铃子、五灵脂、乳香、没药)或姜苓四物汤。姚寓晨氏治妊娠恶阻因肝郁气结化火,胃失和降所致者,清肝泻火乃治热药和治郁药相并而用:治热药用左金丸、炒黄芩、炒竹茹,治郁选用佛手、旋覆花等。沈氏、姚氏虽未用丹栀逍遥散,然其理一也,并有所丰富。

韩百灵氏在治肝郁化热不孕症时立调肝清热凉血法。韩氏对肝郁化热并未单从清肝泻火着手,而是顾及疏肝、清肝、柔肝、凉血诸法,诸法合用以治肝郁化热之不孕症,照顾了肝火所及之各种病理状态,又联系到气血,这对于一些慢性病的治疗亦当有其指导意义。韩氏处方:

白芍 15 g　　地骨皮 15 g　　川楝子 15 g　　银柴胡 15 g
生地 15 g　　栀子 15 g　　川牛膝 15 g　　甘草 10 g
枳壳 15 g　　夏枯草 15 g　　丹皮 15 g

梅维伦氏认为肝以藏血为本,凉肝即凉血,血又喜温而恶寒,故治疗肝郁化热总以消凉为本,临床多选用酒白芍、醋川楝、丹皮、黑山栀等味,以酒性行血,升散,寓行血于清凉之中。若用龙胆草、黄芩、大黄、栀子、黄柏、芦荟、青黛等泻肝之品,多以酒制或少佐活血药一二味,诸如赤芍、川芎、红花、莪术、蒲黄、桃仁。

经前肝阳升发,若肝热乘此循行,所胜之阳明脉迫血上行则成经前鼻衄。对此治疗应平肝潜阳,清解郁热。而王慎轩氏在临床上治疗仅见经前鼻衄者,单用茜草根一味煎服即可见效。王氏以为,该药既能入肝经清解郁热而止衄,又能化瘀下血而通经。王氏之治疗抓住主要环节,虽然有肝阳上亢之机,但以肝热为基础、根本。治疗求本,纲举目张。

对于肝阳上亢的治疗,平肝潜阳为其正法。河南梅维伦氏治疗风阳所致的子痫证多于滋肝潜阳熄风药中酌加百合、麦冬、沙参、炙枇杷叶、乌梅、五味等清敛之品。此因肝气主升,必承金制。

清敛之品可期金行清肃剥夺之令而辅潜肝木。

(三)疏肝活血法

痛经为经脉阻滞,气血运行不畅所致,所谓"不通则痛"。对其实证理气活血当为基本治法。名老中医的经验在于疏肝与活血皆有所顾及。岭南名医黄传克氏治疗痛经,立化滞通经法,应用四物汤为主化裁,临床应用则加香附、枳壳等品。黄绳武氏虽主张痛经以四物汤为基本方,但他又认为四物汤活血有余,理气不足,故每加香附、乌药、艾叶、川楝子、元胡等气药,以助不足。另外,痛经之滞,多因寒凝所致。《诸病源候论》云:"小腹痛者,此由胞络之间,留有风冷搏于血气,停结小腹,因风虚发动,与血相击故痛。"又曰:"妇人脉来腹痛者,由劳伤血气,以致体虚,受风冷之气,客于胞络,损冲任之脉……其经血虚受冷,故脉将下之际,血气动于风冷,风冷与脏气相击,故令痛也。"故临床用药多注意温通。江苏郑乐山氏认为痛经乃"寒凝气血,气滞血瘀",治则温通化瘀,行气活血。其治膜样痛经,常用药为上肉桂(后下),或安桂粉(后下)、红花(或藏红花)、丹参、当归、葛根、延胡索、制香附、乌药、木香、枳壳、桂枝、小茴香、吴萸、山楂、五灵脂、川牛膝、陈皮、泽泻。上海沈仲理氏治疗痛经用温经散寒汤(当归、川芎、赤芍、白术、紫石英、葫芦巴、五灵脂、金樱子、延胡索、制香附、小茴香、艾叶),或温经止痛汤(当归、川芎、白芍、白术、柴胡、甘草、紫石英、仙灵脾、制香附),或用桂枝四物汤合失笑散,或用温脐化湿汤,温法在此已成为疏肝化瘀的必要条件。

韩百灵氏在治气滞血瘀不孕时,拟疏肝理气、化瘀通络法。药用:

白芍 15 g　丹皮 15 g　川楝子 15 g　川牛膝 15 g
当归 15 g　枳壳 15 g　元胡 15 g　　丹参 40 g
郁金 15 g

韩老经验在于,一派理气活血之品中加用茯苓 10 g、白术 15 g,益肝郁气滞可克脾,活血化瘀药又可伤脾故也。

(四)滋补肝肾法

肝藏血,肾藏精,虽有肝阴、肝血不足之说,然精血互生,乙癸同源,补肝滋肾难以泾渭分明。滋补肝肾妇科屡用,乃因妇人以血为本也。滋补肝肾哈荔田氏常用女贞子、旱莲、续断、寄生、杜仲、狗脊、山萸、枸杞之品。陕西魏宏楷氏则用生地、茯苓、女贞子、旱莲草、山萸肉、当归、丹皮、鳖甲、龟板、阿胶、麦冬、白芍。韩百灵氏治肝肾不足不孕症处方:

熟地 15 g　山萸肉 15 g　寄生 20 g　龟板 20 g
山药 15 g　怀牛膝 15 g　白芍 20 g　煅牡蛎 20 g
川断 15 g　炒杜仲 15 g

以上重在滋补,少用泻药。北京李光荣氏滋补肝肾治更年期综合征,又加用疏肝解郁之柴胡、制香附。罗元恺氏治疗更年期综合征肝肾阴虚者,以滋养肝肾为主,又佐以潜阳及稍加温肾之品,方用左归饮加龟板、仙灵脾、女贞子,既是经验之说,又有理论根据。孙宁铨氏对肝肾阴虚者,滋补肝肾又凉血,药用阿胶、女贞、旱莲草等。

对于肝不足者,梅维伦氏以为滋补阴血,固属本分,但"损其肝者,缓其中",故处方用药往往加入生绵芪、炙甘草、淮山药、大红枣、淮小麦、炒白术、党参等与补肝开郁之品同用,颇符《内经》"肝苦急,急食甘以缓之"。王大增氏对于肝肾阴虚由于手术后引起或伴有崩漏者,以为往往有气血虚弱的症状,可在治疗肝肾药中加入补养气血之药,如八珍、归脾等药。

六、从脾胃诊治妇科病

(一)月经病与脾胃

月经的主要成分是血,由脾胃所化生。月经的正常与否,受脏腑、经络的影响。"二阳之病发于心脾,有不得隐曲,女子不月。"说明脾胃病中焦化源枯竭,脾不能转输水谷之精微于脏腑,不能上奉心肺而化为血,津血亏虚则女子不月也。在治疗上以调理脾胃,补益冲任而经自调。

梅某,女,35岁。1985年10月16日初诊。患者已结扎,半年来月经后期40~50天一行,量少,色淡,质清稀。素日心悸乏力,面色萎黄。舌质淡,苔薄,脉细无力。诊断为脾胃气虚,化源不足,月经稀发。治宜补脾益气,佐以调经。药用:

党参15 g 黄芪15 g 白术12 g 茯苓15 g
当归15 g 白芍12 g 熟地12 g 陈皮12 g
肉桂3 g   远志6 g   丹参12 g 炙草5 g
生姜3 g

大枣为引。服21剂好转。又取3剂研末,炼蜜为丸,每丸9 g重,日服2丸。调治4个月而愈,随访一年未复发。

(二)带下病与脾胃

无湿不成带,说明带下病的产生与湿有着密切关系。而脾主运化水谷,由于饮食不节,劳倦过度,脾胃受损,运化失职,以致水谷之精微不能上输以生血,反聚为湿,流注下焦,伤及任脉,而为带下。

王某,女,32岁。1983年11月26日初诊。近2个月来白带增多,绵绵不断,质黏稠,无气味,兼有腰疼,面色苍白,四肢欠温,

食欲不振。舌质淡,苔白,脉弱无力。诊断为脾虚带下,中阳不振。治宜健脾益气,升阳利湿。药用:

潞党参 15 g　淮山药 15 g　甘草 6 g　苍术 10 g
漂白术 12 g　北柴胡 6 g　白芍 12 g　陈皮 5 g
车前子 12 g　黑荆芥 6 g

每次月经后 6～7 天守上方连服 7 剂,3 个月经周期,共服药 21 剂痊愈。随访一年未复发。

(三)妊娠病与脾胃

妇人怀孕后,由于后天生理上的特殊变化,较平时易发生疾病。此时血聚于胞宫养胎,脾旺血充则胎易长。脾胃虚弱,化源不足而致肾亏,胎元不固。治宜健脾补肾养血,调气安胎。

龚某,女,29 岁。1984 年 4 月 8 日初诊。婚后自然流产 3 次,现妊娠 70 天。近几天来小腹下坠,阴道有少量出血,腹隐疼,腰酸,心悸乏力,纳差,大便少溏。舌质淡,边有齿痕,苔薄白,脉细滑。诊断为脾肾两虚。治宜益气健脾,补肾安胎。药用:

黄芪 15 g　白术 15 g　当归 12 g　川断 12 g
黄芩 9 g　熟地 12 g　川芎 6 g　白芍 9 g
炙草 6 g　砂仁 6 g　糯米 12 g

每月服 4～6 剂,服至临产。足月顺产一男婴。

(四)产后病与脾胃

妇人产后多虚,阳气易于浮散,元气不足,腠理疏松,故产后多自汗、恶风。如果摄生不慎,将会损伤脾胃引起多种疾病的发生。所以调理脾胃,以资化源,化源充足,则有利于机体早日康复。故治疗用药时,在补虚、理气、和血的基础上,必须加顾护脾胃之品。

综上所述,妇女的经、带、胎、产和哺乳都以血为用。脾胃乃为后天之本,气血化生之源,故任何原因损伤了脾胃,都会引起经、带、胎、产方面的疾病。所以重治脾胃以培补后天,供养身心,借以繁衍后代,亦是妇科的重要治则。

七、从肾论治青春期"功血"

青春期"功血"是功能性子宫出血的一种,系内分泌失调引起的异常子宫出血。属祖国医学"崩漏"范畴。我们从肾论治青春期"功血"48例,疗效满意。现简述如下。

(一)一般资料

48例中,13～15岁3例,16～18岁20例,19～21岁25例。属肾阴虚者26例,肾阳虚22例。临床表现主要为:阴道出血量多且超过半月以上或淋漓不净达数十日至一二月,伴见头晕疲乏,腰酸腿软。舌质淡或偏红少苔,脉沉细。

(二)治疗方法

基本方:

红参(或党参)10 g　　生地15 g　　乌贼骨15 g　　煅牡蛎30 g
麦冬10 g　　　　　　　枣皮15 g　　枸杞15 g　　　菟丝子20 g
五味子10 g　　　　　　川断15 g　　茜草炭15 g　　熟地15 g

加减:阴道出血量多重用枣皮加血竭末,偏肾阴虚加女贞、旱莲草、龟板,偏肾阳虚去生地加鹿胶、补骨脂,兼血瘀去生地加三七粉、益母草。出血基本控制后,上方去乌贼骨、茜草炭、煅牡蛎,根据肾阴、肾阳的偏衰加紫石英、淫羊藿、苁蓉、胎盘粉、麻雀肉(或麻雀蛋)等补肾药。

(三)治疗结果

48例中,出血控制时间最短者2天,最长一周。其中38例痊愈（阴道流血止，周期、经量恢复正常达三个周期），8例显效（阴道流血止，经量、周期基本正常二月，半年内又复发），2例好转（阴道流血止，仍有周期提前，经量偏多，经期延长）。

(四)病案举例

刘××，18岁。1990年6月10日诊。经行40余天未净，量多，曾在某医院诊为青春期"功血"，用多种西药，血量反而增多而到我院求治。患者14岁月经初潮后，其周期即先后不定，有时量多。此次阴道出血量多，颜色红，偶有血块，伴全身疲乏，腰酸肢软，头晕口干，面色苍白。舌质淡红，少苔，脉沉细。证属肾虚兼血热的崩漏。方药：

党参30 g　　　麦冬15 g　　川断15 g　　枸杞10 g
棕榈炭30 g　　生地15 g　　龟板15 g　　枣皮20 g
煅牡蛎30 g　　熟地15 g　　茜草炭10 g　乌贼骨12 g

服2剂，阴道出血明显减少。上方去茜草炭加女贞、旱莲草，续服3剂，阴道出血基本控制。

用补肾气固冲任方：党参、枣皮、菟丝各20 g，麦冬、五味、枸杞、女贞、胎盘粉（冲服）各10 g，熟地12 g，川断15 g，旱莲草30 g，巩固疗效。随访4月，月经周期、经量均正常。

(五)体会

祖国医学认为，肾气盛衰是女子月经来潮的关键，也是崩漏治疗的根本。青春期少女，体内肾气渐充，由虚转盛，若先天肾气不足，肾精未充，天癸不够成熟，因而不能适应这一时期的生理转变，肾气重虚，冲任失固，不能制约经血而发生青春期"功血"。因此肾虚、冲任失固是本病发生的主要机理，故以补肾气、固冲任、化瘀摄血止血为法。治疗方中以补肾药为基础，通过调节肾中阴阳，使肾-冲任-天癸-胞宫之间维持相对平衡。通过补肾可调节"下丘脑-

垂体-卵巢"轴的功能,诱发排卵而建立正常月经周期。所以我们认为,补肾药是治疗"功血"的关键,加紫石英、鹿角胶、淫羊藿等药物可加强诱发排卵的效果。通过临床观察,用补肾药后,患者的基础体温(BBT)由单相型逐渐成为双相型。由于阴道出血时间长,易伤阴耗气,故方中用生脉散取其气阴两补,达到固肾气而敛血之功。对虚不受补,症见口干,舌质红,无苔者,常用太子参30～60 g,以增强养阴作用。兼血瘀者,方用三七粉、茜草炭、血竭末等祛瘀止血药,起到药物性刮宫的作用。

八、从冲任二脉诊治妇科病

冲任的机能活动,是维持女性生理机能的重要的本源,而冲任失调则是发生许多妇产科疾病的前因。因此,冲任学说在中医妇产科学中处于非常重要的地位。对冲任特殊问题的研究讨论是非常必要的。我们从中医理论学习的角度,探讨妇科领域的冲任等特殊问题。

(一)冲任学说的源流

《内经·上古天真论》:"女子二七天癸至,任脉通,太冲脉盛,月事以时下,故有子……七七任脉虚,太冲脉衰少,天癸竭,地道不通,故形坏而无子也。"《灵枢·五音五味篇》:"冲脉任脉皆起脉冲,为经络之海。"《灵枢·海论》:"冲脉者,十二经之海。"《灵枢·逆顺肥瘦篇》:"冲脉者,五脏六腑之海也。"《灵枢·动输篇》:"冲脉者,十二经之海也。"《素问·痿论》:"冲脉者,经脉之海也。"《素问·骨空论》:"任脉为病男子内结七疝,女子带下聚","冲脉为病,逆气里急"。隋·巢元方《诸病源候论》认为妇人月经、带下、妊娠、产褥、哺乳等生理活动,均归"冲任所统"。唐·王太仆指出,"冲为血海,任主胞胎"。宋·陈自明《妇人良方》:"妇人病有三十六种,皆明有冲任劳损而致。"元·滑伯仁指出："任之为音妊也,行腹部中,为妇人生养之本也。"张介宾《景岳全书》："脏腑之血,皆归冲脉,而冲为五脏六腑之血海,故《内经》言太冲脉盛,则月事以时下,可见冲脉为月经之本也。"清·叶天士《临证指南医案》论及冲任奇经的就有65例以上,并提出："冲脉者,月事之本也。"徐灵胎在《医学源流论》中指出："凡治妇人,必先明冲任之脉……此皆血之所以生,而胎之所由系,明于冲任之故,则本原调悉,而后所生之病,千条万绪,可以知其所从起。"以上这些论述,为冲任学说奠定了理论基础,后代医家,继有发展。近代唐宗海、张寿甫、朱小南等,现代蒲辅周、任应秋、姜春华、刘奉五等对冲任学说的发展,亦作出了重要的贡献。

(二)冲任的特点及经脉循行

1. 冲脉

冲有冲要(要道)之意,是十二经气血汇集之所,故有"冲为十二经之海","冲为血海"之说。冲脉最主要的一条起始于胞中(子宫),下出会阴,子腹股沟处、气街,与足少阴肾经相并下行,经过脐旁,过于胸中,再上则到咽喉部,又环绕口唇;还有一条经脉,从胞中分出,通过背柱,循于背部。冲脉属于奇经,和十二正经不同,它没有阴阳的配合,也没有与之相络属的脏和腑,是十二经脉气血汇聚的要冲,有调节经络气血的作用。因其脉起于胞中,与妇女月经之来潮具有密切关系,所以冲脉在女性肌体的突出表现就是主月事,以时下。

2. 任脉

有妊养、担任之意。任脉行于胸腹部的正中,能总任,身之阴经,故有"阴脉之海"的称号。三阴经络脉均会于任脉,凡精血津液皆由任脉所主。它有输注人体阴液的作用,为妊养之本。凡属胞宫受孕,从怀胎迄分娩,皆任脉所生也。任脉的循行部位起自胞中,下出会阴,经阴阜,沿腹部正中线上行,通过胸部、颈部,到达下唇内,环绕口唇,上至龈交,分行至两目下。

根据冲、任二脉的始末与循行,足以说明冲、任二脉与足少阴、足厥阴、足太阴经脉相通。冲脉充盈,任脉通畅则月事以时下,二者互相滋助。正如《医宗金鉴·妇科心法要诀》中说:"先天天癸始父母,后天精血水齐生,女子二七天癸至,任脉冲盛月事行。"

(三)冲任的病理与辨证

奇恒之府的胞宫与冲任等联结成一个独特的体系,妇女脏腑、经络、气血活动密切配合,维持了妇女的生理功能。如果妇女在经、带、产、乳诸方面发生了疾病,其病机都与冲任的损伤有密切关系。可见,妇科研究冲任的病理与辨证十分必要。

1. 冲任与月经

"冲为血海","为经脉之海","五脏六腑之海",说明冲脉为一身之阴,气血运行的要冲。任主一身之阴,为阴脉之海,全身精、血、津、液等阴液皆由任脉主司。如果冲任受损,可有两种情况:一是因妇女素体阳盛,阳热内壅,过食辛燥,肝郁化火,热伏冲任,则热伤冲任迫血妄行而出现月经先潮、月经过多、崩漏、倒经;二是因妇女素体阳虚,过食生冷,冒雨涉水,风冷侵袭,邪客冲任,迫使寒伤冲任则为寒凝,气血受阻,而出现月经后期、经量少、痛经、闭经等证。如果冲任不足可出现三种情况:一是因大病久病或数脱血,失血过多引起血虚,冲为血海,失血则血海空虚冲任不足;二是生化之源不足,中焦受气取汁造血的基础不足,冲任亦虚导致脾虚;三是久病伤阴或肝肾本脏受病。任脉主一身之阴,而肾阴虚又贯注冲任,五脏六腑之精皆下注于肾,精血相生,肝肾同源,肝肾实为冲任之本,肝肾阴虚则冲任失其濡养。因冲任不足不能下注胞宫,络脉失养导致月经不调、痛经、闭经、经行先后无定期、经前后紧张等。如果冲任失调,气血不畅则月经先潮、月经后期、月经先后无定期;寒凝则痛经、闭经;血瘀则崩漏。

2. 冲任与带下

带下是人体内的一种正常阴液,由脾运化,肾闭藏,冲、任带脉司约。气血充足,任脉通调,冲脉旺盛,带脉健固,则这种阴液布露于胞中,润泽于阴部,而发挥其生理功能。若脾气不足,统摄功能薄弱不能约束冲任,或湿热互结,客于带脉使冲任失调,可出现带下病。若寒伤冲任则血为寒凝,气血受阻则出现带下病。若带伤过甚导致冲任胞络直接受损引起带下病。

3. 冲任与妊娠

王冰说:"冲为血海,任主胞胎,二者相资,故能有子。"说明女子胎孕,全赖冲任之妊养。冲任之血,聚以养胎,故孕期月经停止不行。若热伤冲任,冲任受损,热伤则迫血妄行导致胎漏。如果血虚或脾虚导致冲任不足,不能下注胞宫,络脉失养可导致流产。如果气滞或气虚导致冲任经气不行或冲任不固、带脉失约,引起任脉失调则胎动不安;若冲任不调,冲气上逆则引起恶阻。

4. 冲任与哺乳

妇女分娩之后,冲任经血上朝于肺,循足阳明胃经流入乳房,变白而为乳汁。停止哺乳后,气血复注于冲任,下达胞宫而为经水,月经复潮。若冲任不足,胞络失养可导致血虚,引起缺乳。若脾虚,生化之源不足,中焦受气取汁造血不足,冲任亦虚,乳汁衰则淡而少。

5. 冲任与产后

冲任机能健全则恶露下止及时,机体按期恢复正常。若冲任受损热伤冲任则出现产后发热。若冲任不调,邪结于内则产后腹痛。若冲任不足不能下注胞宫,络脉失养而导致产后淋滞。

6. 冲任与不孕

"任脉通,太冲脉盛,月事以时下,故有子。"若冲任不足,胞络失养可导致不孕。如果因气滞、气虚血脉成痰湿导致任脉失调,则发生不孕。若肾阳不足督脉虚冷,胞宫不温,亦可引起不孕。

7. 冲任与肝脏

足厥阴肝经络阴器,与冲、任脉相通。肝主血液的贮藏与调节,血液化生之后,除营养周身时均贮藏于肝,肝血有余,下注血海,变化而为月经。肝能疏通气机,使之气血流畅,经络流峻,若肝气郁滞则经血不畅,引起月经过少或闭经。若暴怒伤肝(怒则气上),肝气冲逆,血随气上以致倒经;肝郁化火,内伤津液,则阴血耗竭而致血结引起闭经。

8. 冲任与肾脏

冲脉出会阴至气街即与足少阴经相并而上行,任脉为阴脉之海,在腹部与足少阴肾脉相会。肾主二阴,肾气盛则任脉通,太冲脉盛,月事才能按时以下,且能孕育生子。若肾气开而不关,则见崩漏、胎漏。若肾气关而不开,则月经稀淡,量少,甚而闭经。兹精血津液枯竭,性欲减退,外阴干枯,阴户失荣甚至闭锁,交媾困难,卵萎不孕或不能系胎。

9. 冲任与脾胃

足太阴脾经、足阳明胃经在少腹部的气街,以后三脘穴与冲任二脉相通,故有"太冲脉隶属于阳明"之说,所以,冲任二脉间接与脾、胃相通。胃脾为气血化生之源、月经之本。若脾虚,脾气不升,运化不权,就会出现月经不调、崩漏。若妇人脾虚湿滞就会出现带下不止。若胃中燥热,阴津不足则燥邪伤阴,血虚津亏而致血涸经闭。

(四)辨证施治

冲任损伤引起经、带、胎、产各方面病变,当从寒、热、虚、实进行辨证施治。

1. 寒证

命火不足,肾阳势微,则冲阳不振,寒从中生,或素体阳虚,过食生冷，冒雨涉水，风气侵袭，寒邪客于胞中，则血行不畅，冲任受邪，常可引起月经后期。少腹坠胀隐痛，喜温暖，腰痛有冷感，经行量少，或量多而质稀薄，色淡红，或似黑豆汁，白带多而清稀，宫寒不孕。或经行不畅，色暗红，有瘀血块，或经闭，或内结症。治宜温经散寒，方用温经汤、温中汤、温脐化湿汤等随证加减。

2. 热证

血为热灼，冲任有热，累及心肝，可导致月经先期。治宜清热凉血，方用清经散加味。热盛于内，追血妄行，内扰冲任，故出现崩漏，宜清热凉血，固经涩血，方用清热固经汤加味。热伏冲任，迫血妄行，以致血海不固，故胎漏下血而鲜红，或胎动不坠，治宜滋阴清热，养血安胎，方用保阴煎加味。湿毒内侵，损伤冲任之脉，以致蕴而生热，秽浊下流，故带下量多，色黄绿如脓，或浑浊如米浆，有秽臭，且伴阴痒，方用止带方或易黄汤。肾阴虚于下，肝阳越于上，肾阴愈亏，肝火愈炽，心肝火旺与冲脉之气冲逆于上，可导致妊娠痫证，法当滋肾补肾，平肝镇冲，方用羚角钩藤汤或大定风珠等化裁。素体阴虚或房事不节，或孕产过多，精血内耗，阴虚内热，热扰冲任，经血失守，以致经孕事淋漓，方用固经丸加减。

3. 虚证

脾主中气而统血，饮食失节，或劳倦过度，损伤脾气，以致脾虚气弱，统摄无权，冲任不固，而致月经先期而潮，方用归脾汤补气摄血。因气病体虚，或长期慢性失血，或产乳过多，数伤其血，或饮食劳倦伤脾，生化之源不足，营血衰少，致冲任血虚，血海不能按时满盈，经水因而后期。方用人参养荣汤，补血益气。肾主闭藏，若素体肾气不足，或房事不节，或孕育过多，损伤冲任，以致肾气不守，闭藏失职，冲任功能紊乱，血海蓄溢失常，以致月经周期错乱，法宜补肾气，调冲任，方用固阴煎加味。若因体质素弱或久病伤脾，中气不足，经行之际，气随血泄，气虚下陷，冲任不固，不能摄血，以致月经过多，治宜补气摄血，升阳举陷，方用举元煎加味。若久病或病后,阴血不足,或饮食劳倦伤脾,生化之源不足,以致冲任不盛,血海不充,而致经行量少,法宜益气养血,兼补化源,方用人参滋血汤。若禀赋先天肾气不足,或因多产房劳,冲任劳损,血海不盈,以致月经量少,治宜滋补肝肾,养血调经,方用当归地黄饮。或因久患虫疾伤血,冲任血少,血海空虚,发为经闭,法宜养血调经,方宜八珍汤,扶正后对虫证按内科驱虫处理。若素体肾气不足,或因早婚、房劳、多产伤肾,以致封藏不固,冲任失摄,成为崩漏。若肾阴虚,宜滋肾固阴,方用左归丸加减。若肾阳虚,宜温肾止血,右归丸加减。或素嗜辛燥之品,冲任蕴热,经行之时,冲气较盛,火随血动,灼肺伤津,血络受损,而为经行吐衄,法宜滋阴润肺,清热凉血,方宜顺经汤加味。若素体脾虚,经期经血盈于冲任,脾气益虚,不能运化水谷化生精微,反聚为湿浊,下注而为经行泄泻,法宜温肾健脾,方用健固汤。

若妇女届近绝经前后,肾气渐衰,经脉失去温养等肾阳偏胜偏负现象,从而导致脏腑功能失常,临床又有肾阳虚、肾阴虚或肾中阴阳俱虚之不同表现。肾阴虚宜滋阴柔肝,育阴潜阳,方用左归饮加味;肾阳虚宜温肾扶阳,方用右归丸加味;如肾阴肾阳俱虚者,可用二仙汤。若房伤多产,伤及肾气,而使带脉失约,任脉不固,遂致带下,法宜温肾培元,固涩止带,方用内补丸。若脾胃素虚,受孕以后,经血不泻,冲脉之气较盛,冲脉逆于阴阳,其气上逆则可犯胃,胃气以和降为顺,胃气虚则失于和降,反随冲气上逆而作呕恶,法宜健脾和胃,降逆止呕,方用香砂六君汤。先天肾气不足,或孕后不节房事,或堕胎小产数伤肾气,肾虚则冲任不固,胎失所系,因而导致胎动不安或滑胎,方用寿胎丸加味,以固肾安胎,佐以益气。因产后操劳过早,劳倦伤脾,气虚下陷,以致冲任不固,不能摄血,而致恶露不绝,法宜补气摄血,方宜补中益气汤加味。若产育过多,或为房事所伤,肾气亏耗,带脉失约,冲任不固,无力系胞而致阴庭下脱,法宜补肾,益气升提,方用大补元煎加味。若先天肾气不充,精血不足,冲任脉虚,胞脉失养,不能摄精成孕,法宜温肾养肝,调补冲任,方宜毓麟珠加减。

4.实证

久病失血伤阴,阴虚阳盛,热迫血行,冲任不固,致经血先期,法宜清热凉血,方用清经散加减。或经期、产后血室正开,调摄失宜,外感寒邪,内伤生冷,血为寒凝,冲任受阻,而致经闭,法宜活血祛瘀,理气行滞,方用血府逐瘀汤。若情志不舒,肝郁气滞,气机不利,不能运血畅行,血行受阻,冲、任经脉不利,经血滞于胞中而作痛,法宜理气活血,逐瘀止痛,方用膈下逐瘀汤。若产后胞脉空虚,寒邪乘虚入胞,与血相搏,瘀血内阻,冲任失调,血不归经,以致恶露淋漓日久不止,法宜活血化瘀,方用生化汤加味。若情志不舒畅,则肝失条达,气血失调,冲任不能相资,气滞而夹瘀血,故多年不孕,则宜温阳化气,活血化瘀,方用少腹逐瘀汤加减。

(五)冲任实质探讨

1.冲任二脉与妇女生理特点

冲任二脉皆起于胞中,月经主之于冲,而胎孕主之于任,"冲为血海,任主胞胎,二者相资,故能有子"。这给中医妇科在生理、病理等各方面奠定了一种纲领性的基础。胞宫(血室)在于月经和孕育胎儿,它与冲任有着密切关系。冲与血室相通,可理解为有管道相通,又有经络相连。历代医家在论述女性生殖生理时,特别重冲任,冲属阳、主动、主兴奋;任属阴,主静、主抑制,二者相辅相成,调节着经、孕、产、乳等生理活动。而现代医学对妇女生理特点之月经、胎孕进行研究,认为是女性周期调节的结果。从解剖、生理学看,妇女内生殖器主要包括子宫、卵巢及输卵管。子宫主要功能是排出经血及孕育胎儿,中医冲任学说之"冲为血海,任主胞胎"直接作用于胞宫,为产生月经、成立胎孕之关键因素,中西医两种观点极为相似。而现代医学对于女子生理特点之月经、胎孕观点科学性较突出,而中医冲任学说之科学性较含蓄。

2.冲任二脉与女性周期关系

肾气盛,天癸至,任脉通,太冲脉盛,月事按时来潮。月经周期的形成,是丘脑神经分泌的促性腺释放激素作用于垂体,使垂体前叶分泌促性腺激素,包括促卵泡成熟与促进黄体生成激素两种。促卵泡成熟激素作用于卵巢,使卵巢分泌雌激素,雌激素作用于子宫,则子宫内膜形成修复增殖期。由于雌激素分泌,浓度逐渐增高,达到一定浓度时,促进丘脑对促性腺激素的释放,尤其促进黄体生成素的大量分泌,这时卵巢在雌激素与大量促黄体激素的作用下,卵泡破裂,卵子排出,即排卵后,黄体形成,黄体分泌孕激素作用于子宫内膜,形成分泌期。此后孕激素达到一定浓度时,由雌激素对丘脑产生抑制作用,而使促性腺激素分泌减少,雌、孕激素分泌量减少,故黄体逐渐萎缩,子宫内膜失去支持而呈萎缩、坏死、脱落、出血,形成月经。在上述丘脑-垂体-卵巢-子宫的环节中,任何环节出现病变,都可能发生月经病。

中医对月经产生机制的认识,即肾气、天癸、冲任的关系,相当于垂体、卵巢、宫内膜的相互制节的关系。从女性性周期来看,调整肾气、天癸、冲任的功能,使脑垂体分泌出生殖腺激素,卵泡成熟并进行排卵,宫内膜在卵巢作用下每月发生定期内膜脱落,即月经来潮。

3.调冲任药物与性激素的关系

调冲任药物具有调节月经、促进子宫发育及恢复正常性机能的作用。据研究,有些调冲任药物含有性激素成分。如鹿茸含有的卵泡激素"雌酮",陈修园《女科要旨》云"鹿茸入冲、任、督三脉"。巴戟天有皮激素样作用,能补肾阳。淫羊藿有雄性激素样的作用,能补肾壮阳。海马有雄性激素样作用,能补肾壮阳。紫河车含有促性腺激素、雌激素和孕激素,用其补任脉。覆盆子含大量雌激素,亦有补任脉作用。冲脉引经药丹参、川芎、当归、香附、吴萸、茴香、任脉引经药龟板、王不留行、覆盆子等都是临床上治疗冲任失调引起的妇科病效果良好的药物。

从冲任与妇女生理特点上,从冲任与女性周期关系上,从调冲任药物与性激素联系上,均可看出冲任与卵巢的机能是相近的,五脏功能与现代医学大脑皮层的作用相似,天癸则相当于现代医学垂体分泌的促性腺激素。

综上所述,中医在长期的临床实践中深刻体会到冲任初步具备了辨证体系。尽管有些地方很不系统,但对妇科疾病辨证论治起了一定的作用。我们学习、继承、整理、发掘祖国医学遗产,特别是冲任在妇科特有的理论问题,将得到进一步研究与探讨。

九、冲任与乳汁生成和质量关系的探讨

母乳是婴儿出生后继续获得"先天之精"以滋后天生长发育的唯一来源。母乳的质量对婴儿的生长发育起重要作用,而冲任对乳汁的生成及质量又有密切关系。为此,我们通过文献复习,结合个人体会,试就冲任与乳汁生成和质量关系加以探讨。

(一)通过药物、针灸调节冲任,促使乳汁的形成

1963年以来,很多学者用"中药人工周期"验证了中医理论中的"肾-冲任-天癸-胞宫"与现代医学中"下丘脑-垂体-卵巢"轴的功能大体相似,所以用药物、针灸调节冲任能起到调节月经,调节排卵,有助胎体发育生长及促进泌母乳的作用。如用紫河车能治疗不孕,产后服紫河车又可促进乳汁分泌。因其含有促性腺激素、生乳素、雌激素、孕激素。《本草纲目》载有:"王不留行能走血分,乃阳明冲任之药,俗有'穿山甲、王不留,妇人服了乳长流'之语。"调理冲任的鹿茸、覆盆子也含有少量的卵泡激素、雌激素。《景岳全书·妇人规》中有猪蹄汤治冲任虚弱,乳汁不下的记载。

产后乳汁少和无乳的患者,亦可用针灸以调冲任,常先用中极、关元、三阴交、膻中、大赫等调理冲任的穴位进行针刺,以达到催乳目的。《针灸大成》就有"无乳膻中(灸)"立法。在1956年至1958年间,国内有关人员对上千例无乳产妇,先用与冲任、气血有关的穴位施行针刺以催乳,疗效达81.8%～94.3%。而且针灸膻中等穴后,发现缺乳妇女血液中生乳激素增加,这种增加与临床疗效有大致平行的关系。自1974年以来,日本东洋研究所研究发现,在针刺冲脉(肾经)大赫穴和任脉中极穴前后,血浆中雌激素、孕激素出现有规律的变化,对改善月经周期、调节排卵以及泌乳都有一定作用。

(二)冲任与乳汁质量的关系

乳汁中含有大量水分和糖、蛋白、脂肪等营养物质及较多的抗体,是婴儿天然的优良食物。冲任二脉不但与乳汁生成有很大关系,而且对乳汁的质和量都有一定影响。因为冲任受先、后天精气的濡养,母体精、血、津、液都汇聚于冲任以养胎、生乳,故冲任亏虚则可见乳汁缺乏,汁质不好。因此,在临床上不管妇人产前产后为病,都应以调冲任为要,正如《妇人良方》说:"乳汁资于冲任,若妇人疾在冲任,乳少而色黄者,生子则怯弱多病。"又如《景岳全书·妇人规》曰:"妇人乳汁乃冲任气血所化,故下则为经上则为乳,若产后乳少者,由气血不足而犹或无乳者其为冲任之虚弱无疑也。治当补化源而兼通利,宜猪蹄汤;若乳将至而未得通利者,宜涌泉散。"

综上所述,根据冲任的经脉循行和生理功能以及调冲任的方药与针刺机理,冲任与卵巢的机能是大体相同的。它对月经的调节、乳汁的生成和乳汁质量都起着重要作用。乳汁生成的调节是按"肾-天癸-冲任-胞宫(胎体)-乳房-泌乳"这条轴进行的,和现代医学的"丘脑下部-腺垂体-卵巢-子宫(胎儿)-乳腺-泌乳"是基本吻合的。因此，调理冲任对乳汁的生成及乳汁的质量起着重要作用。

十、经乳联系浅谈

月经是女性行经年龄阶段除妊娠、产褥、哺乳期外的一种生理活动，泌乳是妇女产后特有的一种生理功能。我们试图通过分析经与乳的共同来源、经与乳的不同职能，初步探讨通经与回乳、泌乳与断经的某种可能联系。

(一)经、乳有共同的来源

经血出自胞宫，乳汁经乳腺分泌存于乳房；经色红，乳色白；经水由气血所生，乳汁赖气血所化。因此，气血是经、乳的共同来源，而气血由脏腑所生化调节。如果说，脏腑功能影响气血，气血功能影响经、乳，则经、乳生理状况可反映气血状况，而气血生理状况又可测知脏腑盛衰。

脏腑、气血是经水与乳汁的来源，行经或泌乳功能的实现则又不离于冲任。中医妇科学认为"冲任为月经之本"，"乳汁资于冲任"。《中医妇科临床手册》进一步谈及"冲任二脉在平时能调和月经，妊娠以后便转而供养胎儿，分娩之后则又成为分泌乳汁的源泉"。由此可见，月经和泌乳的生理活动状况，亦是冲任功能的反映。

(二)经、乳有不同的职能

经血的应时而来，至时而去，是女性新陈代谢活动的一个表现。程若水言"血有余，则经于冲任而为经水"。唐容川议："旧血即是瘀血，此血不去，便阻化机。""女子胞中之血，每月一换是除旧生新故也。"因此，妇科临床将月经状况作为女性身体盛衰的重要标志，以月经测候女性阴阳之恣状、血气之盛衰。

泌乳是产后哺乳的需要。《医部全录》载:"按大全凡妇女乳汁或行或不行者,皆由气血虚弱、经络不调所致。"由此,泌乳的状况是产后衡量产妇在产时的亏损和产后复旧的重要指征。

行经和泌乳各有不同的职能,虽二者有共同的来源,但该行经还是当泌乳,或既不行经也不泌乳,是由机体整体状况决定的。前人曰:冲为血海,任主胞胎。程若水言:"妇女经水与乳俱由脾胃所生……血有余,则注于冲任而经水……胎即产,则胃中清纯津液之气归于肺、朝于脉,流入乳房,变白为乳。""或儿不自哺,则阳明之窍不通,其胃中津液归于脉,变赤而复为月水矣。"《中国医学百科全书·中医妇科学》亦赞同:"太冲脉盛,则下注血海,满溢而为月经……分娩以后,则胃气旺盛,上行化为乳汁,以哺育婴儿。"

可见,脏腑功能协调,气血匀调,冲任和调。育龄妇女则在非孕非产期应时行经,而在产后定时泌乳,以使有余之气血补溢而不留瘀。

(三)通经和回乳、泌乳和断经的可能联系

行经和泌乳各有特殊职能,若在哺乳期应泌乳而无乳,反而行经,或在非孕非产期,应行经而无月经,反有乳汁分泌,则是脏腑功能失调,冲任失调的表现。冲任在女性生理活动中居重要位置,冲为血海,任主阴血;冲任特定的经络循行,冲脉、任脉皆起于胞中,冲脉隶于阳明(乳房属胃),任脉沟通诸阴(乳头属肝),提示冲任经脉之气下达子宫,上至乳房,亦提示调理冲任以复行经或泌乳之常的可能性。

1. 平冲降逆,回乳以通经

闭经是妇科临床一大病种,除外器质性因素,四分之一的闭经病例伴有程度不同的乳汁分泌。若从冲任失调认识,则可视为冲任之气升之太过(或有降之不及),气血上归化乳而不生经。在此

种状况下,选用平冲、降逆之紫石英、石莲、代赭石、龙骨、牡蛎,活血引经的桃仁、红花、山楂、牛膝,再配以回乳之品炒麦芽、浮小麦、云曲等,比之经病调经,乳病治乳更为适当,使冲逆之气,复降于常,经通而乳断。

2. 固冲升气,断经以通乳

母乳是婴儿最好的食物,产后冲任之气血宜随冲任之气升达于乳房,以供泌乳之用。因此对于无乳而伴月经复潮的现象,可理解为冲任之气上升不足(或下行有余),气血化经而不生乳。在此种状况下,选用固冲、升提之枣皮、白芍、锁阳、黄芪、柴胡、升麻,止血涩经的阿胶、熟地、鹿衔草、赤石脂、破故纸,再配以通乳的王不留行、通草、木通、漏芦、穿山甲等,亦比单用食疗或通乳更有效,使降下之冲气复还于上升,乳通而经回。

以上是个人浅见,然而行经和泌乳的内在联系实有进一步探究的必要。

十一、太极阴阳对月经周期调节初探

运用《周易》太极阴阳学说,结合祖国医学"肾主生殖"理论,对月经周期阴阳调节规律作一初探。

《周易》说:"一阴一阳之谓道。"所谓"道"是指事物发展的规律。阴阳之间相互作用,相互依存,相互制约,相互联系,组成事物统一体,并由阴阳双方对立斗争,各向其相反方向转化,推动事物的变化发展。

《周易》又云:"易有太极,是生两仪,两仪生四象,四象生八卦。""太极"就是物质性的最高统一体,两仪即为阴阳两个方面,分而又分产生八卦。《周易》解释:"乾,健也。坤,顺也。震,动也。巽,入也。坎,陷也。离,丽也。艮,止也。兑,说也。"这里指出了八卦所具有的不同特征,八卦之间相互对立,又相互依存,派生万物,构成了事物运动变化的周期,保持整个太极周期阴阳动态平衡。

唐容川在前人基础上,对月周期的阴阳变化作了明确阐述。"每月以五日为一候,以一候应卦,除去坎离,其余六卦以应六候,所以除去坎离者,离为日,坎为月,日与月乃其本体,故坎离二卦不应候也。初三至初八,明自下生,应震仰盂;初八至十四为上弦,应兑上缺;十五月体全明,应乾卦纯阳;十六至二十三,魄自下生,应巽下断;二十三至二十八为下弦,应艮覆碗;三十月晦,应坤卦纯阴。"

古人在长期的生活实践过程中已观察到,人体内的很多生理状态与月亮盈虚存在着某些内在联系。《素问》说:"脉以应月。"结合女子月经周期,李时珍在《本草纲目》中指出:"女子,阴类也。以血为主,其血应太阴,下应海潮,月有盈亏,潮有朝夕,月事一月一行,与之相符,故谓之月信、月水、月经。"《类经》亦说:"月事者,女子经水按月而至,其盈虚消长应于月象。"近年来,罗氏调查了广州、北京女大学生的月经周期,发现月经周期较多开始于朔望月的朔日附近,而排卵多发生在望日附近,月经节律与朔望月周期呈现同步效应,证明人体确实存在与月相周期相应的节律。综合上述的讨论,可以归纳成月经太极图。下面结合太极阴阳理论分别探讨月经周期各阶段的特点。

(一)经后期阴中生阳

经后期始则震卦主用,一阳生于二阴之下,说明此时以阴精为主,阳气潜伏,并随着周期变化,阳气逐渐萌发,向兑卦转化,故《周易参同契》说:"朔旦为复,阳气始通。"《周易》把阳气的生发过程喻为变化飞腾的神物——龙,以龙的潜伏、出现、跳跃、飞天变化形象地描述了事物发生、发展至成熟的系列过程。《周易》看来,天地自然运动的变化规律是由阳气所推动。必须看到,阳气依靠阴气作为资始的物质基础,故《医原》云:"阳不能自立,必得阴而后立,故阳以阴为基。阴不能自见,故阴以阳为统,根阴根阳,天人一理也。"

经后期的特征是"动""刚"。《太极图说》云:"太极动而生阳,动极而静,静而生阴,静极复动,一动一静,互为其根。"静中生动,动不含静,柔中见刚,刚中含柔。经后期在阴精的基础上阳气萌动,阳刚之性起着激发推动作用,促使阴阳消长转化,对于经间期的到来和维持及经周期有着重要意义。若经后期阴精不充或阳气不生,则可造成月经疾患,如月经后期甚至闭经等症,使阴阳消长转化停止。现代医学认为,经后期随着雌激素水平逐渐增加,卵泡不断发育成熟,并使子宫及输卵管的兴奋性增强,Gn-RH 与 LH 脉冲式分泌的频率及幅度也渐增大。现代实验研究揭示,阳气与妇女体内雌激素合成代谢机能有着密切关系,肾阳虚患者,E3 值普遍降低。

我们在临床上,根据太极阴阳理论,结合经后期上述特征,拟定了"复坤汤"治疗月经稀发、继发性闭经等无排卵月经疾患,调整月经周期。在治则上,遵照"普补阳者,必于阴中求阳,则阳得阴助,而生化无穷"的理论,用熟地、女贞子等补阴填精,菟丝子、肉苁蓉等阴中求阳,佐以当归、川芎、丹参、制香附等活血调气之品,以助其动,冀恢复月经周期的阴阳消长转化。通过 61 例临床观察,排卵率为 60.66%。同时还进行了动物实验,复坤汤有促进接近性成熟期小白鼠子宫发育的作用($P<0.01$),并通过组织学观察证实本方能促使小鼠卵泡成熟和排卵($P<0.05$)。

(二)经间期乾阳健盛

经后期在阴精的基础上,阳气生长渐隆至经间期乾阳健盛。首先应该指出,此期绝非纯阳无阴,只是阳气为矛盾的主要方面。乾阳的特性为"大哉乾元,万物资始","乾健盛明,广被四邻",说明乾阳健运盛明，推动阴阳消长转化。经间期乾阳健运，对整个月经周期起着至关重要的作用。《素问》谓："阳升阴长，阳杀阴藏，阳化气，阴成形。"阳气和则发育，阴气和则成实。阳气健运推动，化生阴血，才能维持月经周期正常来潮。因此经间期乾阳健运亦是经前期及经期正常的基本保证。《周易》把乾阳这种功用称为"大明终始"。

经间期的特征是"健""升"。《周易》认为，阴阳之气交感，升降相应，万物得以生息繁殖。经间期乾阳至健至刚，清轻之气氤氲蒸腾而上升。阳气具有温煦推动作用，故张景岳说："阳始则温，阳极则热；阴始则凉，阴极则寒。"因此，经间期可出现基础体温上升。若此时阳气不健，可出现基础体温梯形或坡形上升，我们称为"乾阳不健"，现代医学认为是"黄体不健"。现代医学近年来亦提出了升调节理论，属于升调节者：(1)Gn-RH 的"自己准备"作用，因而有利于形成排卵前 LH 高峰。(2)雌激素能增加子宫内膜中雌激素与孕酮的受体，子宫内膜必须经过雌激素准备，孕酮才能合之呈分泌型。

《周易》云："阖户谓之坤，辟户谓之乾，一阖一辟谓之变，往来不穷谓之通。"辟为阳出阴入，阖为阴出阳入。乾辟之际是女子孕育之良机，张景岳对此做了很好的解释："故未有辟而不受者，未有受而不孕者。但此机在瞬息之间，若未辟而投，失之太早，辟已投，失之太迟。"说明在月经周期中，乾坤是孕育的良辰，太早太迟都不能受孕。因此必须把握经间期阴阳转化过程中的时机。从上诸说，形象而具体地描述了经间期的特征，说明经间期乾阳健运是孕育的关键。

(三)经前期阳中生阴

按照太极阴阳理论，乾卦之后，巽卦渐向艮卦转化。阴阳相依相交，为万物资始资生之原，阳主气，阴主形，阳施气于阴，阴顺受而生成之,才能生生万物。在月经周期中,由于阳气的气化鼓舞,对整个月经周期起着决定性的作用,使经前期阴精源源不断化生阴血,下注血海。因此经前期阳气不充或阴血不足,则不能润养子珠,或造成经前期疾患。

经前期的特征是"静""柔"。《类经附翼·医易》指出:"谓动之始则阳生,动之极则阴生;静之始则柔生,静之极则刚生。"动而有常则成刚,静而有常则成柔。阴阳有规律地变化形成了动静刚柔。阴为有形之质,富蕴着生机,是万物赖以滋生成长的基础。经前期气化生血,下注胞宫,使其具备了生长之德、育藏之性,所以才能育养胎元。现代医学认为,经前期排卵后,卵巢内黄体主要分泌孕激素,它能使子宫及输卵管活动能力降低,起到抑制作用,并使增生期子宫内膜转化为分泌期内膜,为受精卵着床做好准备。

经期阳气的气化生血及柔润条达功能对维持月经周期正常有着重要作用。如果这种功能异常,则经前期可出现各种病理现象。吴氏通过140例不孕症患者辨证与基础体温及子宫内膜活检关系探讨发现,黄体功能不全多与肝郁、肾虚有关。

(四)月经期坤阴主用

月经期坤卦主用,其性柔顺,是顺承阳气而资生,体虚善受,包含蕴蓄,主受纳凝聚,与乾卦同本互根,共同完成万物生成变化的职能。同时亦必须看到,坤卦绝非纯阴无阳,只是阴至极为矛盾的主要方面。

《周易》在坤卦中云:"上六,龙战于野,其血玄黄。"上六阴盛至极,阴极似阳,阴阳交争,血为阴类,故见血色。在月经周期中,脏腑化生之气血,除营养周身外,其有余部分下注血海。若孕育则血养胎元;若未孕则血海溢盈,阴阳交争,而月经来潮。按八卦理论,乾为阳,其位在南;坤为阴,其位在北。《素问》云:"岐伯曰:圣人南面而立,前曰广明,后曰太冲,太冲之地,名曰少阴。"太冲脉与少阴肾经相并，又受先天精气资助，是气血活动的要冲。《景岳全书》指出："阴本阴血，何脏无之？惟脏腑之血，皆归冲脉，而冲为五脏六腑之血海。故经言太冲脉盛，则月事以时下，此可见冲脉为月经之本也。"故月经期属坤卦主用，冲脉主司。

月经期的特征是"顺""降"。坤阴之用，在于顺受，承奉于乾阳，依时降行，以成其经。《类经附翼·医易》云："以升降言之，则阳主乎升，阴主乎降，升者阳之后，降者阴之死。"经期只有保持顺降之生，才能依时来潮，不发生病变。现代医学认为，月经周期中属于降调节者，大剂量孕酮能在下丘脑水平抑制 Gn-RH 的脉冲式分泌，并能消耗雌激素受体，致垂体对 Gn-RH 的反应迟钝。

十二、试探月经周期与月相关系

日、地、月有规律地相对位移，月亮表现出月廓空（朔）、月始生（上弦）、月满（望）、月始虚（下弦）、复为朔的不同月相。人体随月盈亏而变化的机能活动，称为人体朔望月节律。祖国医学早就认识到人体机能与月相变化存在某种必然的联系，提出了"人与天地相参，与日月相应也"。（《灵枢·岁露》）随着现代生物医学和宇宙生物医学的崛起，这一认识越来越多地被研究者所证实。在与月亮周期相关的生物自然周期中，表现最为显著的是生物生殖周期——女性的月经。健康妇女的月经周期平均为 28 天左右，与"恒星月"周期的 27.32 天和"朔望月"周期的 29.53 天很接近，是人体月节律的典型表现。对于这方面的研究，近年来比较活跃。孟琳升、徐小林等通过对健康妇女行经时间的抽样调查，得出了"月经周期的节律与月亮盈亏有着有趣的关联"，"月经潮汛每 5 天出现一个经汛高峰"，"行经时间在月满前后为高峰"等结论。但是笔者注意到，他们对调查资料的数据处理均使用统计描述的方法，而笔者认为若使用圆形统计方法处理，效果更佳。我们对福州吴熙妇科中医院1600名妇女来潮时间的调查资料进行了圆形统计分析，结果表明，妇女月经来潮时间有向农历15日集中的趋势，这与文献认为妇女行经在月满前后为高峰的结论相一致。

我们的结论再次验证了早在两千多年前成书的《黄帝内经》中关于气血与月相相关的理论的确切性和客观性，亦为中医妇科临床在辨证施治及用药方面提供了数量化依据。

另外，笔者采用随机抽样方法，调查了本市在校150名女大学生3个月的行经时间及出血量的多少。经圆形统计处理，结果$\bar{\alpha}$=178，换算成角度是14.8日，且血量在月满时有增加的趋势。表明人体气血盛衰变化确实符合中医学的阴阳消长规律，青年女学生处于生长发育的旺盛阶段，阴阳属性明显，易受天时影响而呈周期性变动。"女子属阴，其气应月"，故月经周期与月相变化的规律在成年妇女更为明显。

从古医籍的明训到现今大量的统计资料均表明，月亮盈亏对女性月经有影响。关于这一月节律产生的机理，现代研究正在探讨其科学性，认为它是人体对宇宙信号，特别是对月亮引力、光、电、磁等节律性变化的生物反应。有资料还表明，在月经周期中，妇女的体温、激素水平、性器官状态、心理和生理、免疫机能、感觉系统等也有近似月节律的变化。

十三、从月相观察月经病

人和一切生物都有生物节律，也是"天人相应"的一种表现，研究生物学说与月相及月经周期关系有重要意义。笔者对1600名妇女的行经时间、初潮年龄等做了调查，探讨如下：

(一)资料概况

1. 一般资料

年龄16至30岁为多,共859人,31至40岁562人,41至50岁179人。最大年龄50岁,最小年龄16岁。其中患月经病者442人。

2. 资料来源

来自福州市台江区中医院、福州市台江区妇幼保健院的住院病历和门诊病历。对于病历中行经时间以公元(公历)记录者,均换算为农历;对于行经先后无定期者,没有选入。

3. 自然状况

福州市地处福建省东部、闽江下游入海口,市中心距海口52公里,位于北纬25°05′,东经119°18′,与台湾一水之隔。福州依山傍海,气候宜人,绿树常青,属暖湿的亚热带海洋性季风气候。年平均气温为19.6℃,1月平均气温为10.5℃,7月平均气温为28.6℃。全年无霜期326天,年均降水量1342.5毫米。

(二)调查结果

根据月经的产生机理,我们主要调查了行经时间、初潮年龄以及月经病的发病情况。

1. 行经时间与月相的关系(见表1)

从表1看出,行经在每月11日至15日者661人(41.31%),16日至20日373人(23.31%),共计1034人,占总数的64.65%。由此说明,月满和月满前后是行经的高峰时期。若以月满为中心,则发现行经时间与月满呈正态分布,即越靠近月满,其人数越多。经统计学处理有高度显著性差异($U>P<0.01$),提示行经时间与月亮盈亏时间在节律上基本是一致的。

表 1 行经时间与月相关系

行经时间(日)	月相		人数	%
0~	始生	(朔)	73	4.56
6~	潮盈	↓	148	9.25
11~	满	(上弦)	661	41.33
16~	始亏	↓	373	23.32
21~	亏	望	242	15.11
26~	空	(下弦)	103	6.43
合计			1600	100

2.初潮年龄与月相的关系

见表2。

表 2 初潮年龄与月相关系

月相	初潮年龄				总人数
	13~	15~	17~	19~	
始生	9	35	17	12	73
潮盈	21	75	38	14	148
满	407	196	46	12	661
始亏	49	129	146	49	373
亏	75	98	51	18	242
空	18	29	37	19	103
合计	579	562	335	124	1600

由表2看出,初潮年龄愈早,行经时间越和月亮盈亏时间相一致。经统计学处理有高度显著性差异($P<0.01$),提示行经时间与月亮盈亏时间的一致性,受初潮年龄迟早的影响。

3. 月经病发病与月相的关系

见表3。

表3 月经病发病与月相关系

月相	月经病发病					总人数
	先期	后期	痛经	闭经	崩漏	
始生	10	9	10	14	18	61
潮盈	9	8	7	12	16	52
满	5	6	2	3	5	21
始亏	7	8	6	5	7	33
亏	9	15	26	41	17	108
空	8	28	55	61	15	167
合计	48	74	106	136	78	442

从表3看出,月经病发病时间以月亏、月空时为最高,以月满后为最低。具体来说,痛经、经闭、月经后期多发生于下旬,崩漏、月经先期多发于上旬,其次为下旬。经统计学处理有高度显著性差异($P<0.01$),说明月经病的发生受月相变化的影响,即行经时间接近月满,则发病率低,反之则发病率高。

(三)体会与讨论

调查结果表明,行经时间与月亮盈亏时间基本上是一致的。其中,初潮年龄是影响一致性的重要因素,而且同月经病的发生有密切关系。现讨论如下:

1. 行经时间与月亮盈亏时间的一致性

伴随科学的发展,越来越多的生命节律现象不断地被科学家们所认识并引起重视,科学家们通过对生态学的观察,发现动物和植物具有适应环境的惊人本领。进一步研究指出,一切生命活动都是有节律的,人体的生理过程也同样具有节律性,而且这些节律往往与环境节律相一致。大家知道,人类女性和其他灵长类动物都有一个变化过程极为复杂的月经周期和行经日期,这种变化实际是一种整体性生理功能的时间节律变化。中医则是从月亮的盈亏和圆缺来认识人体气血、经脉虚实时间节律的。如《素问·八正神明论》说:"月始生,则气血始精,卫气始行;月郭满,则血气实,肌肉坚;月郭空,则肌肉减,经络虚,卫气去,形独居。是以因天时而调血气也。"在《灵枢·岁露》中也有类似记载:"人与天地相参也,与日月相应也。故月满则海水西盛,人血气积,肌肉充,皮肤致,毛发坚……"从以上论述可以看出,人体气血在月亮圆满时最充盈,而气血是月经来潮的物质基础,只有气血充盈,由满而溢,月经才能来潮。由此可以推断,正常的行经时间当在月满左右,这一推断与调查(表1)所发现的,行经时间在月满和月满前后为高峰,且呈正态分布的结果是相符的。因此说,行经时间与月亮盈亏时间的一致性,是人类女性与自然相适应的一种生理节律现象,即所谓"人与天地相参也,与日月相应也","因天时而调血气也"。

妇女的行经时间不但与月亮盈亏在时间节律上相一致,而且其月经周期与月球运行在周期长度上也是相一致的。如李时珍在《本草纲目》中说:"女子,阴类也,以血为主,其血上应太阴,下应海潮。月有盈亏,潮有朝夕,月事一月一行,与之相符,故谓之月水、月信、月经。"张景岳在《妇人规》中也这样说:"女体属阴,其气应月,月以三旬而一盈,经以三旬而一至,月月如期,经常不变,故谓之月经,又谓之月信。"由上可见。古人已观察到月经周期与月球运行周期的长度是一致的。妇女 28 天的月经周期与"恒星月"周期 27.32 天和"朔望月"周期 29.53 天,其周期长度是十分接近的,正好在两者之间。所以说,月经周期是人体"月钟"的具体表现,"月经"之义也就因此而得名。

2.肾在行经时间与月相关系中的作用

调查结果(表2)表明,初潮年龄越早,行经时间越与月亮盈亏时间相一致。根据系统论之肾气盛,天癸至,任脉通,冲脉盛,胞宫出纳精气等要素有机联系构成妇女性系统,其中肾为性系统最高要素的观点,可以说肾是建立、维持、调节行经时间与月亮盈亏时间相一致的关键。其机理可能是通过肾司开合的作用,进行周期性的充养,释放"天癸",引起冲任、胞宫周期性的蓄溢变化,从而实现行经时间与月亮盈亏时间保持一致,故有"肾为月经之本"之说。至于肾为什么能司开合,又怎么使天癸、冲任、胞宫的功能活动具有周期性,还有待于进一步深入研究。

3.月经病发病与月相的关系

前已讨论行经时间与月亮盈亏时间的一致,是人类适应自然的一种生理节律现象。那么,这一节律如因某种因素而失常,则必然会导致月经病的发生。调查(表3)所得,月经病发病高峰在月空之时,而以月满前后为最低,而且其病种还有各自的发病规律。如痛经、经闭、月经后期多发于下旬,崩漏、月经先期多发于上旬,其次为下旬。这一结果表明,月经病的发生与行经时间和月亮盈亏时间的一致性密切相关。根据气血随月亮盈亏而变化的特点,可以说月经病之所以能发生,而且具有时间规律,其机理主要在于人体生理性的虚弱时期,又遇月经的来潮,使气血更虚,导致自身功能处于十分低下状态,于是外邪乘虚而入,"两虚相得,乃客其形",从而使月经病的发生具有一定时间性。至于痛经、经闭、月经后期为什么多发于下旬而少见于上旬,崩漏、月经先期为什么多发于上旬而少见于下旬,其机理也有待于进一步探讨。

(四)设想与展望

祖国医学非常重视自然界对人体的影响,因而强调人要顺应自然规律。如《素问·四气调神大论》说:"阴阳四时者,万物之始终也,死生之本也,逆之则灾害生,从之则苛疾不起。"指出顺应自然规律则不病,违背自然规律则发病。因此,《素问·八正神明论》提出"月生无泻,月满无补,月郭空无治"的治疗原则。这一治则进一步体现了中医治疗学"因时制宜"的思想,强调在确定治疗法乃至处方用药时,必须根据气血随月亮盈亏而盈亏的变化规律,补其不足,泻其有余,"得时而调之"。否则将有助纣为虐,诛伐无过之弊。

时间生物学的研究使医务工作者开始注意到,同样的医疗措施,得到不同的医疗结果,往往与治疗时间有一定关系,临床分析得出的结果也常常与时间因素相联系。有人曾做过这样研究:心脏病人对药物洋地黄的敏感性,凌晨四时大于平时的四十倍,糖尿病人也是在凌晨四时对胰岛素最敏感。由此可以设想,对于月经病包括月经先期、月经后期、月经先后不定期、痛经、经闭、崩漏等,利用行经时间在月满或月满前后发病率为最低这一规律,选择有效和高效的方药,采取与月相盈亏相制宜的周期疗法,使其行经时间在月满或月满左右,以与月亮的盈亏时间保持一致,可能会取得更好的疗效。

综上所述,行经时间与月亮盈亏时间在节律上基本是一致的,月经周期与月球运行周期在长度上也是一致的。它属于人类适应自然的一种生物钟节律现象,其中肾是建立、维持、调节这一节律的关键。如果这一节律运转失常则必然导致月经病的发生,并由此提出与之相应的治疗设想。总之,行经时间与月相的关系,是一个涉及古今中外、跨多学科的研究课题,如能利用现代科学手段,进一步深入研究,必将对中医妇科的理论和临床产生新的飞跃。

十四、月经周期脉象在临床的应用

月经周期脉象及切诊,古今文献未有记载。我们根据祖传二十三代妇科临床经验,结合现代医学对月经周期子宫内膜变化研究,运用祖国医学的脏腑经络学说,对正常的月经周期的不同阶段进行分析与临床验证,认为肝、肺二经主月经期(行经的第 1～3 天),肺经主再生期(第 4～5 天),脾、心二经主增生期(第 6～15 天),肾主分泌期(16～17 天),三焦主经前期(第 18～30 天)。如在相应的五脏切诊部位,切得"独盛"之脉,就可知月经周期进入何期(阶段),亦就推算出月经来潮大概日期。当然特异月经周期女子、未行经之少女及绝经妇人不在其列。知常达变,掌握了正常月经周期的生理规律,就能比较深刻地理解月经失调的病理,从而进一步提高调经的临床疗效。

(一)月经周期脉象产生的机理

1.五脏的盛衰决定月经的始终

人体是一个有机的整体,人体的各个部位是有机联系在一起的,这种相互关系是以五脏为中心,通过经络作用而实现的。

五脏之气的盛衰决定妇女月经的发生与终结。《素问·上古天真论》说:"女子七岁肾气盛,齿更发长;二七而天癸至,任脉通,太冲脉盛,月事以时下,故有子;三七肾气平均,故真牙生而长极;四七筋骨坚,发长极,身体盛壮;五七阳明脉衰,面始焦,发始堕;六七三阳脉衰于上,面皆焦,发始白;七七任脉虚,太冲脉衰少,天癸竭,地道不通,故形坏而无子也。"从这里可以看出肾气盛,促进五脏气血旺盛,反过来五脏之精下藏于肾才能化生天癸,在天癸的作用下,任脉通,太冲脉盛,月事以时下。"三七肾气平均""四七筋骨坚"均指肾气处于稳定时期;"五七阳明脉衰""六七三阳脉衰于上"是指肺、脾、肝、三焦四脏衰退,影响精气下藏,肾气由盛转衰,而至天癸竭,任脉虚,太冲脉衰少,月事绝,身体衰老丧失生育能力。因而说五脏的盛衰决定月经的始终。

2.五脏依次制约月经周期

(1)肝、肺二经主月经期。肝藏血,司疏泄;肺主气,司肃降。

月经期子宫内膜血管出现局部痉挛收缩,气血循冲、任二经循行胸腹,出现太冲脉盛之乳房胀盛、任脉通而白带增多等正常生理现象。这时肺司肃降之权,肝行疏泄之职,一升一降,"大气一转,其结乃散"。子宫内膜舒张,以致破裂而月经来潮。若升降失调则痛经生矣。

(2)肺经主再生期。肺主气,主皮毛,司宣发与肃降。月经期冲、任之盛血既去,生育之精血应当固摄。气为血帅,气降血下,血去气摄,摄血归经。肺主皮毛,修复子宫内膜。肺气摄,宗气上举,月经干净。肺气虚之人则月经难净。

(3)脾、心二经主增生期。脾主肌肉,心主血脉。脾主肌肉故子宫内膜继续增厚,心主血脉则子宫内膜血管增生。血旺精足,内膜腺体增多。脾、心气虚则月经先期。

(4)肾主分泌期。肾藏精,主人体的发育与生殖。肾气盛产生天癸。精血同源,精足则气血旺盛,子宫内膜进一步增厚。精、气、血三者充足,子宫内膜做好受孕卵植入的准备。肾气虚损则月经过期,甚至闭经。

(5)三焦、肝二经主月经前期。三焦是气之所终始。肝为十二经循行的终点,主藏血。排卵后,如未受孕,子宫内膜所蕴生殖之精、气、血循三焦,溢冲、任,藏之于肝。《灵枢·刺节真邪论》说:"宗气不下,脉中之血,凝而留之。"滞于肝经则胁肋胀满,充于冲脉则乳房胀痛,瘀于任脉则腹痛、作恶,气机不畅则郁闷内热。这就是经前期综合征的机理。

(二)月经周期脉象的切诊

五脏盛衰决定月经周期的始终。五脏以各自的机能制约月经周期的各个阶段的生理变化,那么也就必然在脉象上反映出来。《灵枢·邪气脏腑病形》曰:"五脏之所生,变化之病形,如何……调其脉之急、缓、大、小、滑、涩而定矣。"

1. 月经周期脉象的切诊部位

月经周期脉象的切诊部位是左右手寸、关、尺六部。依据《难经·十八难》五脏六腑的分部,左寸心经,关肝经,尺肾经;右寸肺经,关脾经,尺三焦经。

2. 月经周期脉象的切法

《素问·平人气象论》曰:"妇人手少阴动甚者,妊子也。"《素问·经脉别论》曰:"及阴脉独至。"张志聪《素问集注》云:"所谓太阳、阳明、少阳脉独至者,言三阳脉独盛也。"上述《内经》里论述的脉象,采用本体比较法来说明脉象的"动甚"或"独盛"。月经周期脉象的切诊,也是在被切诊者的六脉里找出"独盛"之一部或两部脏腑脉象来,再依据以上所述各脏腑所主的月经周期各个阶段(即月经期、分泌期等),即不难知道月经已行多少天了。月经周期脉象可切诊而得,这在理论与临床上进一步证明了中医脉学与切诊的科学性、实用性,有重要的理论与临床意义。

(三)月经周期脉象理论的临床应用

五脏发生病变影响到月经周期的变化,就会出现月经先期、月经后期、闭经、崩漏、痛经等病症,月经周期脉象随之异常或消失。运用月经周期脉象的理论进行辨证,就会找出相应的病变脏腑经络而给予治疗,达到治病必求于本的目的。下面就妇科调经门中最为常见的月经先期与过期作一初步探讨。

1. 脾、心气虚致增生期失调——月经先期

月经提前7天以上,甚至一月两潮者为月经先期。心主血,脾统血,二脏先后制约月经增生期。劳伤、思虑过度等原因损伤心脾,心气虚则血脉不宁,脾气虚则统血无力,血脉不拘,溢于冲、任,而为先期之月经。这时心、脾经独盛脉象缩短或消失,治宜补脾养心、统血归经。

例1 李某,女,41岁。1996年1月20日初诊。患者一子一

女,上环避孕14年,一直月经正常。近2年因操劳过度,头晕作恶,饮食大减,下肢冷软,月经20天一至,4天干净,量多。末次月经1月7日来潮,已净9天,量中。刻诊:大便不爽不能成形,面黄白,形瘦。舌暗红,苔薄白,六脉沉弱。无脾脏"独盛"之月经周期脉象出现。诊为脾气虚,心阳不振,统主无力。拟补中益气汤加减治之。药用:

党参15 g　生黄芪15 g　炒白术15 g　熟地15 g
陈皮10 g　炮姜5 g　　制附片5 g　　升麻5 g
7剂。

二诊(2月11日):诸症基本消失,月经2月4日至,经期正常。六脉滑弱,右关脾经"独盛"脉现,月经周期及生化正常。以初诊方5剂再进,巩固疗效。随访半年,月经正常。

2.肾阳虚致分泌期失调——月经过期

月经周期延后7天以上,多者达50天上下一行者,称为月经过期。肾藏元阳,阳主煦之,未孕之精血,因肾阳虚而凝滞则过期不至。人体因劳伤损阳或素体元阳不足,均可发生肾阳虚之证。肾阳虚则气化功能低下,精、血化生障碍,月经周期在分泌期发生延期,月经过期才至。这时,分泌期脉象延长。治宜补肾壮阳、活血通经。

例2　王某,女,23岁,未婚。1995年10月4日初诊。患者月经13岁初潮,一直正常。2年前因月经期恰逢军事拉练,劳累过度,宿营又用冷水净身,受凉致病。近两年月经45天上下一至,7天净,量多少不定,色暗有血块,四肢发凉,全身畏寒。末次月经8月26日至,7天干净,量少。刻诊:面色苍白,舌暗红,苔白,六脉沉滑。经来已达38天,仍现肾脉"独盛"之分泌期脉象。诊为肾阳虚衰,寒凝气滞之症。治宜补肾壮阳、活血通经。仿附子汤意治之。药用:

制附子6 g　炮姜5 g　　羌活5 g　　独活5 g

桃仁 5 g　　丹参 15 g　　佛手 10 g　　桂枝 10 g
赤芍 10 g
7 剂。

二诊(10 月 20 日)：四肢发凉明显好转，全身畏寒症除。月经10 月 14 日至，量中等，无血块。肾阳已壮，阴寒之邪大势已去，按六脉滑弱，脾经"独盛"脉现。守上方去桃仁、羌活再进 7 剂，以收全效。随访 10 个月，月经正常。

以上所论，皆属一家之言。月经周期脉象从理论到临床均尚待完善，在此抛砖引玉，希同仁斧正。

十五、中药人工周期治疗月经病

妇女月经病引起月经失调是常见的妇科病，它所涉及的病变范围颇广，病因亦较复杂，除炎症、肿瘤及内分泌失调等病变可以引起月经失调以外，各种体质因素、生活环境、精神状态以及其他的脏器影响(如气血虚弱、情志抑郁及肝肾两虚等原因)都可以导致发生月经失调症候。月经病的临床表现是多种多样的，常见的有月经不调、闭经、痛经、崩漏、经行吐衄、月经前后诸症、绝经前后诸症。月经病引起月经失调直接影响妇女的身体健康，西药人工周期采用内分泌周期治疗多用激素，使紊乱的月经得到纠正。但这种治疗属于替代疗法，一旦药物停用，不少病人又出现月经失调。笔者多年来根据中药调经原理着重于治本，即调理气血、调治脾胃、调补肝肾，针对病因，使紊乱月经得到恢复。通过临床实践，初步摸索一套以中药为主的人工周期疗法，取得了较满意的疗效。

(一)祖国医学对月经的认识与月经产生机理

《素问·上古天真论》指出："女子七岁肾气盛，齿更发长；二七天癸至,任脉通,太冲脉盛,月事以时下,故有子……七七任脉虚,太冲脉衰少,天癸竭,地道不通,故形坏而无子也。"又说:"肾主水,受五脏六腑之精而藏之。"这说明肾气旺盛,天癸成熟是女子的发育过程中的动力,而脏腑所藏之精血是产生月经的物质基础。中医又认为"冲为血海","任主胞胎"。血海指的是卵巢,胞胎指孕育胎儿的子宫。冲任二脉的通盛,是排出月经的主要条件,女子到了14岁左右,五脏皆盛,肾气充盛,天癸发育成熟,任脉气通,冲脉血盛,则月经按期来潮。如果肾气衰,则精神萎靡不振,精力衰退,自觉头晕、耳鸣,生长发育差,出现月经失调等。

月经周期的形成,是丘脑神经分泌的促性腺释放激素作用于垂体,使垂体前叶分泌促性腺激素,包括促卵泡成熟与促黄体生成激素的大量分泌。这时卵巢在雌激素与大量的促黄体生成激素的共同作用下,卵泡破裂,卵子排出,即排卵。排卵后,黄体形成,黄体分泌孕激素,作用于子宫内膜,形成分泌期。此后,孕激素达到一定浓度时,由雌激素对丘脑产生抑制作用,而使促性腺激素分泌减少,雌激素、孕激素分泌减少,故黄体逐渐萎缩,子宫内膜失去支持,萎缩、坏死、脱落、出血而形成月经。

在上述丘脑-垂体-卵巢-子宫的这一环节中,任何环节出现病变,都可以发生月经失调。

中药人工月经周期的治疗是根据中医对月经产生机制的认识,即肾气、天癸、冲任的关系相对于垂体、卵巢、宫内膜的相互制约的关系,从生理和病理方面来认识妇女月经状况,运用中药作用,主要调整肾气、天癸、冲任的功能,使脑垂体分泌生殖腺激素,卵巢卵泡成熟并进行排卵,宫内膜在卵巢激素作用下,每月发生定期内膜脱落(月经来潮)。

(二)中药人工周期的方剂组成和使用方法

治疗月经病引起的月经失调应根据病因及出现症状的不同,

采取相应治疗措施而辨证施治。当紊乱的月经纠正后,根据月经周期三个不同时期,即月经周期初期、月经周期中期、月经周期后期,分别自行拟方如下:

1. 温肾补血汤

党参15 g　　当归9 g　　鸡血藤12 g　　熟地黄12 g
补骨脂9 g　　淫羊藿9 g　　巴戟天9 g　　仙茅9 g
紫河车3 g

用法:月经第6天始服,每天1剂,共服5剂。

方义:补骨脂、淫羊藿补肾壮阳,仙茅、巴戟天补肾阳、强筋骨,当归、鸡血藤、熟地补血,党参益气养血,紫河车补血益精。诸药组成能温肾补血,增强能量代谢,使垂体前叶分泌促性腺激素,刺激卵巢,使卵泡生长发育以至成熟。

2. 理气活血汤

香附9 g　　当归9 g　　月季花6 g　　牛膝9 g
益母草9 g　　郁金9 g　　赤芍9 g

用法:月经周期中间阶段(即排卵前5天)开始服药。每天1剂,服4剂。

方义:香附理气行血,当归补血活血,月季花、益母草活血祛瘀,赤芍祛瘀止痛,郁金行气解郁,牛膝行血下行。诸药组成具有理气活血作用,促进血管扩张,疏通血液循环,消散瘀血,使卵巢的卵泡排出。

3. 活血通经汤

川芎5 g　　当归9 g　　赤芍9 g　　香附9 g
牛膝9 g　　泽兰9 g　　白术9 g　　茯苓9 g
肉桂1 g(研末冲服)

用法:月经周期后阶段(月经干净后第10天)开始服,每日1剂,共服5剂。

方义:川芎、香附行气活血,当归、赤芍、泽兰活血祛瘀通络,肉桂温中补阳,白术、茯苓健脾益气,牛膝引血下行。诸药共奏活血通络之效,增强子宫肌肉血液循环,刺激子宫内膜,促使内膜脱落。

(三)临床疗效观察

1. 疗效标准

显效:临床症状消失,3年内未见复发。好转:临床症状减轻。无效:临床症状无任何改善。

2. 疗程观察

中药人工周期疗法临床应用时采用3个周期为1疗程,疗程结束之后,停药观察临床实际效果,再考虑是否继续用药。

3. 临床资料

本资料102例均系门诊治疗病例。其中月经不调48例,闭经9例,痛经13例,崩漏11例,经行吐衄5例,月经前后诸症6例,绝经前后诸症10例(见表1)。

表1 临床资料分析

疾病名称	月经不调	闭经	痛经	崩漏	经行吐衄	月经前后诸症	绝经前后诸症	合计	百分比(%)
例数	48	9	13	11	5	6	10	102	100
显效	18	2	7	5	1	2	1	36	35.3
好转	22	4	5	4	3	3	7	48	47.1
无效	8	3	1	2	1	1	2	18	17.6
总有效率									82.4

(四)典型病例

1. 病例一

江××,女,35岁,琅歧渔民。初诊日期:1971年5月3日。

主诉:月经过多,2年余。

现病史:以往月经正常。近2年来月经量多,色紫有血块。去年8月份大出血1个星期,以后月经频来,甚至每月2~3次,量多行经日久(7~10天)。今年1月因阴道大出血后在妇科住院治疗30余天,症状未减。近2个月月经来潮时淋漓不止,色紫黑,量偏多,有小血块,伴有胸胁胀满、纳差、腹胀、腰疼痛。

舌象:舌质淡红。脉象:弦滑。

中医辨证:脾肾虚弱,血热肝旺。

治法:健脾补肾,凉血疏肝。

药用:

党参15 g　　黄芪15 g　　淮山药15 g　　枸杞9 g
菟丝子9 g　　生熟地各9 g　丹皮9 g　　　杭白芍9 g
续断9 g　　　阿胶12 g

治疗经过:服上药3剂后,因胸胁胀痛,照前方加川楝子9 g。继服3剂,药后按月行经2次,血量减少,每次行经3天。用中药人工周期治疗,服第1方(温肾补血汤)、第2方(理气活血汤),在中药治疗期间不再服其他药物,前后治疗3个周期后即按期行经。3年后信访,月经周期改正常。

2. 病例二

郑××,女,29岁,已婚,省外贸仓库职工。初诊日期:1967年10月3日。

主诉:闭经已4年。

现病史:患者14岁月经初潮,行经均正常。25岁结婚后,开始出现闭经。西医曾人工周期治疗后才能行经,但停止治疗又见闭经。近1年来自觉手足心发热、腰部疼痛。

舌象:舌象暗。脉象:沉弱。

中医辨证:肝肾不足,血虚经闭。

治法:补肝益肾,益血调经。

药用:

川芎5g　当归9g　白芍9g　　熟地12g

枸杞9g　丹皮9g　淮山12g　山萸9g

泽泻9g　茯苓9g　牛膝12g

治疗经过:照上方加减服药3个星期后,月经来潮,量少,淋漓不止。患者自觉头昏,少腹隐痛,腰部酸楚。改用中药人工周期治疗5个周期,当服至第3周期后月经如期来潮,续服2个周期以巩固疗效。5年后随访,月经周期正常,并生1子。产后10个月复经,月经周期、经期、经血色泽、经量均正常。

3.病例三

吴××,女,23岁,已婚,省地质职工。初诊日期:1977年7月13日。

主诉:近3年来月经点滴即净。

现病史:患者婚后生育1孩子,近3年来月经错乱,每月2～4次,月经点滴即净。经西医住院治疗2次,症状未减。近1年来月经错乱,经来点滴即净,少腹空痛,头晕眼花,夜睡多梦,心悸怔忡,面色萎黄,饮食欠佳。

舌象:舌质淡薄。脉象:细弱。

实验检查:血色素6g。

中医辨证:气血虚弱。

治法:益气养血。

药用:

川芎4g　当归9g　　杭芍9g　熟地12g

党参15g　黄芪15g　茯苓9g

治疗经过：上方服 7 剂后，少腹隐痛。又续前方加枸杞 15 g、牛膝 12 g，7 剂后于 7 月 27 日月经来潮，量少色黑，行经 1 天即止，但上述症状未减，9 天后月经又至，色黑，有少量血块。改用中药人工周期疗法服第 1 方、第 3 方各 3 个周期，当服至第 5 周期后，月经恢复正常，色红，量中等。为了巩固疗效，又服 1 周期，量、色、天数均正常。3 年后随访未复发。

（五）体会

中药人工周期的治疗方法是根据祖国医学辨证施治理论，从中医对于女子月经产生机制的认识着手，结合运用内分泌生理特点，通过补气血、养肝胃、调冲任、活血调经的方法而起治疗作用。在治疗过程中，必须根据月经失调原因，先治全身出现疾病，待症状消失后，再根据不同阶段情况采取中药人工周期来治疗，以调整性腺内分泌的功能。根据现代药理药化的分析，巴戟天含维生素 C、糖类、树脂等，有皮质激素样作用；淫羊藿内含有黄酮苷，及生物碱、挥发油、维生素 E 等，对小鼠注射试验本品有雄性激素样的作用；仙茅含树脂、鞣质、淀粉、脂肪油、葡萄糖、甲醇糖等，对金黄色葡萄球菌有抑制作用；紫河车子含蛋白质、糖、钙、维生素、免疫因子、女性激素等，能促进乳腺、子宫、阴道的发育，有免疫作用，且能增强抵抗力，兼有抗过敏作用，还能刺激子宫收缩；当归对子宫有"二向性"作用，其水溶性、非挥发性、结晶性成分能兴奋子宫肌，而使子宫收缩加强，其挥发油能抑制子宫肌而使子宫弛缓，尚有抗维生素 E 缺乏症的作用，同时有镇静、镇痛和消炎的作用；鸡血藤经离体子宫实验证明，小剂量能增强子宫节律性收缩，较大剂量收缩更显著（已孕子宫较未孕子宫敏感），尚有镇静、催眠作用；熟地含辛醇地黄素、维生素类物质、糖类及氨基酸等；党参含有皂苷、蛋白质、维生素 B_1、B_2 及蔗糖、葡萄糖、生物碱等，对神经系统有兴奋作用，能增强网状内皮系统的吞噬功能，提高机体抗病能力，有扩张周围血管及反抑制肾上腺素作用。诸药组方能增强能量代谢，使垂体前叶分泌促性腺激素，刺激卵巢，使卵泡生长发育以至成熟。理气活血汤中香附对动物脱体子宫可抑制其收缩，缓解其痉挛；月季花含有微量挥发油；益母草对家兔在体子宫有兴奋作用，可使子宫紧张度与收缩增强，频率加快；牛膝有轻微利尿、镇静、兴奋子宫、加强子宫收缩等作用；赤芍具有较好的解痉以及镇痛、镇静作用；郁金具有镇痛作用；熟地药理同前。诸药组方能促进血管扩张，疏通血液循环，消散瘀血，使卵巢的卵泡排除。活血痛经汤中川芎有镇痛、镇静、镇痉等作用，能使子宫收缩加强；泽兰含挥发油、鞣质；白术有促肠胃分泌及镇静作用；茯苓能缓慢地促进钠、氯、钾等电解质的排出，还有镇静和降低血糖的作用；当归、赤芍、香附、牛膝药理作用同前；肉桂对胃肠有缓和反刺激作用，能增强血液循环。诸药组方能增强子宫肌肉血液循环，刺激子宫内膜，促进内膜脱落，使月经按期而至。中药人工周期是一种积极治疗方法，临床治疗102例，一般服2～3个周期，大部分病人都能恢复正常月经周期，并无毒副作用。中药人工周期治疗运用中药药理作用来纠正紊乱月经，建立正常月经周期，这种治疗方法值得推广。

十六、中医周期调经法的临床应用

近年来，我们在对妇科月经病的辨证论治中，结合现代医学理论，运用中医的周期调经法治疗，取得较好的疗效。现介绍如下：

(一)经后期予促卵泡汤补肾滋阴

月经周期第4～14天为经后期(增殖期)。此期随着卵泡的发育，雌激素分泌逐渐增加，子宫内膜在有关内分泌器官作用下完成增生修复，为排卵做准备。祖国医学认为，经血来潮后，阴精暗耗，血海空虚。此时为阴血的恢复和滋长期。在胞宫肾气的作用下，达到精血充盈,气血调和,为经间期的"的候""真机"准备良好的物质基础。鉴于上述认识,自拟了促卵汤以补肾摄精,填补真阴。俾肾精精强盈满,奇经得以洒利,从而促使子宫内膜正常修复和卵泡发育成熟,为经间期的排卵创造良好的物质条件。

促卵泡汤组成:熟地、紫河车、淮山药、女贞子、枸杞子、仙茅、仙灵脾、首乌、川断、菟丝子、当归。

方中以熟地、女贞子、枸杞子、川断滋肾育阴,淮山药、当归、首乌健脾养血,二仙、菟丝子补肾壮阳,重用紫河车血肉有情之品峻补肾精。诸药配伍具有补肾滋阴、养血摄精作用,以利阴精恢复和滋长,促卵泡成熟。

随症加减:脾虚者加党参、黄芪;血虚者加阿胶、白芍;阴虚者加黄精、石斛;阳虚者加肉苁蓉、巴戟天;肝郁者加柴胡、香附;白带多者加芡实、牡蛎等。

(二)经间期予促排卵汤补肾通络

月经周期的第14天左右为经间期(排卵期)。随着卵泡发育成熟,雌激素分泌形成高峰,从而触发脑垂体分泌大量黄体生成素,引起成熟的卵泡破裂、排卵。祖国医学认为,此期肾之阴精进一步发展充实,在肾阳作用下进行转化。因此,此时是阴阳交替、重阴转阳的"的候"阶段,病人由此可出现小腹隐痛,乳房微胀,白带突增,质稀透明,基础体温上升的排卵期症状。掌握好本期的变化和治疗时机,是中医调整人工周期的关键,所以本期调治重点是因势利导,在排卵前3天左右(月经周期的第11~14天)予促排卵汤补肾通络,促发排卵。

促排卵汤组成:仙茅、仙灵脾、赤芍、当归、川芎、茺蔚子、红花、香附、泽兰、牛膝、路路通、王不留行。

方中以二仙补肾温阳,诱发排卵;当归、赤芍、红花、川芎、泽兰养血活血;香附、茺蔚子调理气机;路路通、王不留行、牛膝疏通胞脉。诸药配伍,共奏补肾通络之效,为促排卵做准备。临床上用以治疗输卵管阻塞、输卵管积水、子宫肌瘤、卵巢囊肿等也有一定疗效。

随症加减:痰湿者加苍术、半夏;阳虚加肉桂、附子;黄带者加石见穿、黄柏;腹痛者加乌药、玄胡;输卵管阻塞、卵巢囊肿加三棱、莪术;输卵管积水及附件炎加蒲公英、车前草。

(三)经前期予促黄体汤温阳补肾

排卵后至月经来潮前为经前期(分泌期)。此期是黄体成熟和退化阶段,在内分泌激素影响下,子宫内膜持续增厚,以适应受孕着床。祖国医学认为,此阶段阴充阳长,肾之阳气渐旺,胞宫温暖待孕。当经间期男女二精媾合成孕,则脏腑气血在肾阳作用下汇聚冲任,濡养胎元,反之,未孕,则脏腑气血下注血海,以图月经应时来潮。排卵以后,基础体温上升,呈双相者可认为是阳长的辨证依据。因此,此阶段的治疗原则,务必恢复以阳为主的生理特点,从而达到调整月经周期的目的。自拟促黄体汤补肾温阳,益气养血,以促使黄体成熟,为胎孕或下次经血来潮奠定丰富的物质基础。

促黄体汤组成:熟地、仙茅、仙灵脾、肉桂、当归、肉苁蓉、菟丝子、覆盆子、淮山药、党参、炙甘草。

方中用二仙、肉苁蓉、菟丝子补肾温阳,淮山药、党参、炙甘草益气健脾,当归、熟地养血调经,少佐肉桂温阳暖宫。诸药配伍,具有温阳补肾、益气养血之效,从而使黄体生成,胞宫温暖待孕。

随症加减:脾虚者加黄芪、太子参;血虚者加阿胶,倍用熟地;白带多者加芡实、牡蛎;经前乳房作胀或痛者加柴胡、青皮;腹痛者加玄胡、香附。

(四)月经期予调经汤活血通经

月经的来潮标志着新的月经周期的开始,此期由于体内性激素水平骤降,子宫内膜得不到性激素的支持,于是造成内膜出血坏死脱落,形成月经。祖国医学认为,此期为阳气至重,重阳转阴阶段。由于体内阳气日盛,血海按期满盈,在肾阳作用下,下泄排出而使经血来潮,新的月经周期又周而复始。经血能否顺利排出,关键在"通",旧血不去则新血不生,因此本期的治疗重点是通因通用,采用行气活血调经之品,冀其推动气血运行,胞宫排经得以通畅。

调经汤组成:当归、赤芍、川芎、熟地、桃仁、红花、香附、青陈皮各半、泽兰、牛膝、益母草。

方中以桃红四物养血活血调经;牛膝、泽兰、益母草活血通经;宗"气行则血行"之说,佐加香附、青陈皮理气之品,行其气血,调其气机,胞脉得通经自畅。

随症加减:痛经者加延胡索、乌药;阳虚者加附子、干姜;气滞者加柴胡、倍用香附;血虚者倍加熟地、当归;气虚者加党参、黄芪。月经偏多者,则不宜用活血调经法,应辨证审因施治。属气虚、血热、阴虚、脾虚的,在予补气、清热、滋阴、健脾等法治疗后,一般出血均可有所控制。

附病案:

吕某,27岁。1984年10月4日初诊。

已婚3年未孕,闭经二载。患者15岁月经初潮后,月经稀发,3~4月行经一次,经行量少色淡,渐到闭经。曾在某院用西药人工周期法治疗,停药后仍闭经,现已闭经达2年之久。自闭经后,常感眩晕,腰酸膝软,心悸,寐差多梦,神疲倦怠,夜尿多。性欲减退,阴道干涩。面色无华,眼眶暗黑。舌淡苔薄,脉细小。妇科检查:外阴发育正常,阴道已婚未产式,子宫略小、后位,双侧附件发育无异常,基础体温单相。证属肾气虚弱,冲任不盛,血海不盈。治拟中医调整月经周期法。治疗后,于同年12月6日月经来潮,色紫暗量少。继用中医调整月经周期法调理年余后,月经均能按期来潮,色量逐渐恢复正常,基础体温双相。1986年11月26日因停经2个月来院复查,妊娠试验阳性。

(五)体会

1.肾藏精主生殖。《素问·上古天真论》:"女子七岁,肾气盛,齿更发长;二七而天癸至,任脉通,太冲脉盛,月事以时下,故能有子……七七任脉虚,太冲脉衰少,天癸竭,地道不通,故形坏而无子也。"因此祖国医学认为,肾气、天癸、冲任三者之间联系密切,相互影响,构成了妇女性周期的一个轴,这和现代医学中的丘脑下部-垂体-卵巢构成女性性轴之说颇为相似。在肾气-天癸-冲任这条性轴中,肾气是核心。女性的生长发育、生殖和衰老都和这条性轴紧密相关。肾气盛,天癸至,冲盛任通则经行,阴阳和故有子。反之,肾气衰,天癸竭,冲少任虚,则经绝无子也。所以,在中医周期调经法里,我们始终掌握补肾的原则。现代药理研究提示,补肾药有促性腺激素样的作用,能使丘脑下部及脑垂体兴奋,使之分泌性激素,促进卵巢功能,增进性机能,因而能调整月经周期,达到调经、孕育、安胎之目的。

2.中医调整月经周期法是中西医结合治疗妇科疾患的新尝试。从笔者的临床实践来看,有一定的规律性和灵活性。在辨证施治时,必须掌握阴阳互根原则。经后期虽是阴精恢复阶段,但我们观察到患者纯用补阴之品,阴道脱落细胞涂片提示雌激素水平偏低的仍维持原状,加入补肾助阳的仙灵脾、仙茅后,雌激素水平才见上升。经前期生理上是阳长阶段,但单纯用补肾阳之品,雌激素水平也不上升,而加入熟地、当归滋阴养血之品,方有上升之势。如张景岳所说:"善补阴者,必于阳中求阴,则阴得阳升而泉源不竭；善补阳者，必于阴中求阳，则阳得阴助而生化无穷。"此外，临诊中还需结合具体病情，适当配合其他法则灵活运用，审因治本，决不可拘泥一方一法。

3. 中医调整月经周期法应连续用药半年以上。即使自行来经，也需坚持用药调理，如过早停药，往往会再次出现月经失调。

十七、四物汤在妇科临床上广泛应用

四物汤是妇科临床常用方。此方来源于《太平惠民和剂局方》，主治"冲任虚损，月水不调，脐腹作痛"等症。冲为血海，任主胞胎。妇女的月经与奇经八脉中的冲、任两脉关系至为密切。"八脉系于肝肾"，肝藏血，主疏泄。月经能按时而下，有赖于肝的疏泄，故妇女月经与肝肾有密切关系。另因营血虚滞，冲、任虚损，则月经不能应时而下，或前或后，先后不定。营血凝滞则脐腹作痛，此腹痛亦可因血虚而导致拘挛作痛。冲、任不固，则漏下崩中。故上述诸症，总由营血亏虚、肝阴不足所致。四物汤既是补血的基础方，又是调经的基础方。若用本方补血，应重用滋阴补血的熟地黄为主药，补血养血的当归、白芍为辅助药，佐少许活血的川芎，使地黄、白芍等补血而不滞血。若用本方调经，则应重用当归。当归既能补血和肝，又能调经止痛，一药具备两种作用，故为主药；熟地助当归滋阴养血，川芎、白芍助当归调经止痛，是辅助药。

为什么四物汤能在妇科临床上广泛应用呢？因为四物汤的功效是补血调血，而妇科的"血证"是常见的、多发的病症。血是营养全身的物质基础。血盛则形体盛，血衰则形体衰。血来源于水谷之精微，正如《灵枢·决气篇》中所说："中焦受气取汁，变化而赤，是谓血。"《灵枢·邪客篇》中说："营气者，泌其津液，注于血脉，化以为血，以荣四末，内注五脏六腑。"就是说中焦吸收了饮食水谷的精微之后，通过气化作用成为营气，营气所分泌的津液入心化赤而为血,注入血脉之中以营养全身,即所谓"化气者为阳,化血者为阴,上浮者为阳,下凝者为阴,阳者气也,阴者血也"。血的生成、循环、调节与心、肝、脾三脏的功能息息相关。凡皮毛、筋骨、经络、脏腑等一切组织器官,均需要血的营养才能发挥其生理功能,所以《素问·五脏生成篇》中说:"肝受血而能视,足受血而能步,掌受血而能握,指受血而能摄。"血之于人体无处不到无处不有,循环无端不能休止,即《灵枢·本脏篇》中所说的"血和则经脉流行,营复阴阳,筋骨强劲"。以血的生成来源者,从中焦一方面"受气",一方面"取汁",营气又泌其津液入心化赤注之于脉,因此可以认为"血"分为实质性的血与血中之气。前者是物质,后者是功能。血必须在气帅血行,循环流动情况下才能发挥其生理功能,否则不流动的血(死血),非但无用,反而为害。故气为血帅,气行则血行。气能行血也能摄血,但是气又依赖于血才能发挥作用,血中含有津液,得阳则能化气。所以说"血为气之母","气主煦之,血主濡之"。气属阳主动,血属阴主静,阴阳互根。有血无气则血不能运行,血之所以能够周流不息滋养全身,全靠气的推动。有气无血则气无所依附,气血相配二者不可缺一。四物汤中的熟地补阴血,白芍酸甘化阴,均能补充有形之血(即血中之阴);而当归、川芎偏于辛甘,温辛甘为阳,以助血中之阳,以阳滞阴使之阴随阳转。一阴一阳既补充血的实质,又增强血的功能。四物汤乃调理气血通用方剂,人体赖气与血以维持生命。本方加减,以治各种妇科血证。

妇科临证本方加减法:

1.本方加肉桂、附子,名桂附四物汤(《经验方》):治月经后期而致血色淡者。是补血与温经同用的配伍形式。

2.本方加黄芩、黄连,名芩莲四物汤(《杂病源流犀烛》):治月经先期,血色紫暗而量多者,或赤滞黏稠,面色略青,时发潮热,头晕眼花,心悸少寐,口干心烦者。是清热调经的方剂,适用于实证、热证。

3. 本方加黄芩、黄连、大黄,名三黄四物汤(《医宗金鉴》):治经前吐衄,属热邪壅实者。方中大黄泻热逐瘀,有引血下行,使血行故道之意。

4. 本方加桃仁、红花,名桃红四物汤(《医宗金鉴》):治月经不调,血多有块,色紫稠黏者。本方是补血与逐瘀并用形式。

5. 本方加阿胶、艾叶、甘草,名胶艾四物汤(《金匮要略》):治妇女冲、任虚损,崩中漏下,月水过多,淋漓不止,或产后下血不止,或妊娠下血,腹中疼痛者。本方是补血与止血同用的配伍形式。

6. 本方加阿胶、艾叶、黄芩,名奇效四物汤:治阴血不足,阳邪有余,阴虚阳搏之崩证。本方是补血与止血同用的配伍形式。

7. 本方加陈皮、半夏、茯苓、红藤、丹皮、海藻、香附,名加味四物汤(《经验方》):治经闭,湿浊与血相结,瘀阻胞中,少腹胀硬而痛者。本方是补血和活血、祛痰结合用的配伍形式。

8. 本方加党参、黄芪,名参芪四物汤(圣愈汤)(《东垣十书》):治月经量少色淡,质稀薄,经后少腹隐隐作痛,神疲乏力。

9. 本方加人参、附子、干姜,名参附四物汤(《经验方》):治妇女血虚而寒,自汗短气,二便清长,脉沉迟者。

10. 本方加秦艽、天麻、防风,名艽麻四物汤(《经验方》):治妇人风邪入侵引起眩晕者。

11. 本方加柴胡,名柴胡四物汤(《经验方》):治妇人产后日久,脉浮弦者。

12. 本方熟地改为生地,加丹皮、栀子、郁金,名丹栀四物汤(《经验方》):治血热引起月经前期。

13. 本方熟地改为生地,加地榆炭、栀子炭、棕榈炭,名三炭四物汤(《经验方》):治漏下淋漓不断,血色深红,舌赤,脉大而数者。

14. 本方熟地改生地,加新绛、橘络、旋覆花、青葱管,名四物绛覆汤(《通俗伤寒论》):治气血郁结,脘胁窜痛,甚则经行吐衄。

15. 本方加黄芪,名黄芪四物汤(《经验方》):治血虚气滞所致产后乳汁不行。

16. 本方加木通、王不留行、香附,名通乳四物汤(《经验方》):治产后肝血不足,肝气有余,遂致血虚气滞,未能生化乳汁。

17. 本方熟地改生地,加秦艽、黄芩、地榆炭、槐花炭,名生地四物汤(上海中医学院):治血热引起经前便血。

18. 本方加香附、乌药、甘草,名四乌汤(《张氏医通》):治月经不调,经行腹痛。是补血与疏肝理气同用的配伍形式。

19. 本方加桃仁、红花、香附、莪术、木通、肉桂、甘草,名过期饮(《女科准绳》):治血瘀月经过少,色紫黑而有瘀块,少腹胀痛拒按,血块排出后其痛稍减,舌边紫暗,脉涩。是补血与活血行气、温通血脉数法的合并应用。

20. 本方加地骨皮、牡丹皮,名地骨皮饮(成都中医学院):治月经先期,骨蒸潮热,入夜尤甚。适用于虚热型。

21. 本方加大黄、芒硝、甘草,名玉烛散(《医宗金鉴》):治血滞经闭,属热属实者。

22. 本方加阿胶、艾叶、附子,名妇宝丹(成都中医学院):治子宫虚冷,月水不调。本方是补血与止血同用的配伍形式。

23. 本方加艾叶、香附、吴萸、肉桂、续断、黄芪,名艾附暖宫丸(《沈氏尊生书》):治妊娠数月,少腹冷痛,腹胀大,舌淡苔白。有温暖胞宫、补血安胎作用。

24. 本方减川芎,加淮山、甘草、枸杞,名小营煎(《景岳全书》):治阴虚血少。

25. 本方加龟板胶、阿胶、鹿角胶,名三胶四物汤(《经验方》):治阴虚血热妇科之症候。

26. 本方加干姜,名干姜四物汤:治妇人血虚,因寒凝滞,脐腹痛不可忍。

27. 本方白芍改为赤芍,加延胡索、川楝子、木香、槟榔,名八物汤(《医垒元戎》):治经前或行经时少腹胀痛,拒按,经量少或行而不畅,经色紫暗有血块。

28. 本方加党参、白术、茯苓、甘草,名八珍汤(《证治准绳》):治气血虚弱引起经闭,面色苍白或萎黄,神疲乏力,头晕心悸气短。

29. 本方去熟地,加丹参、五灵脂、香附、蒲黄、桃仁、九香虫,名痛经散(湖北中医学院附属医院):治经行少腹痛,拒按,行而不畅,经色紫暗有血块。

30. 本方熟地改生地,加花粉、柴胡、青皮、漏芦、桔梗、木通、白芷、通草、穿山甲、甘草、王不留行,名下乳涌泉散(清太医院配方):治肝气郁结引起乳汁不行,乳房胀硬而痛,胸胁胀痛。

31. 本方熟地改生地,白芍改赤芍,加桃仁、红花、柴胡、甘草、桔梗、牛膝,名血府逐瘀汤(《医林改错》):治气机郁滞,血不下行以致月经不行,少腹胀痛,精神抑郁,胸胁胀痛,舌质紫暗或边有瘀点之症候。

32. 本方去熟地黄,加黄芪、荆芥穗、厚朴、艾叶、菟丝子、羌活、枳壳、白芍、生姜、甘草,名保产无忧散(《傅青主女科产后篇》):治胎位异常。

33. 本方去川芎,熟地黄改生地,加丹皮、茯苓、沙参、黑荆芥,名顺经汤(《傅青主女科》):治经期或经后出现出血、衄血,量少,色暗红之症候。

34. 本方去熟地,加吴茱萸、党参、桂枝、阿胶、丹皮、生姜、炙草、半夏、麦冬,名温经汤(《金匮要略》):治月经后期,量少,色暗红,少腹疼痛得热则减,畏寒肢冷。

35. 本方加党参、白术、茯苓、甘草、黄芪、肉桂,名十全大补汤(《医学发明》):治气血两虚引起月经不调以及妇人带下漏血等证。

36. 本方去川芎,加党参、白术、茯苓、甘草、肉桂、黄芪、远志、陈皮、五味子,名人参养营汤(《太平惠民和剂局方》):治气血两虚,形体消瘦,面色萎黄,月经不调,崩漏不止。

37. 本方去熟地,加山栀、丹皮、柴胡,名清肝汤(《类证治裁》):

治经期前后两胁隐痛,口苦舌红,脉弦。

38.本方加党参、茯苓、白术、甘草、益母草,名八珍益母丸(《景岳全书》):治气血两虚,食少无力,月经或先或后,或断或续,或赤白带下,身作寒热。

39.本方加党参、白术、甘草、黄芩、黄芪、续断、砂仁,名泰山磐石饮(《景岳全书》):治气血两虚,胎动不安,面色淡白,倦怠无力,不思饮食,脉浮滑无力或沉弱者。也用于预防习惯性流产。

40.本方去芍药,加炙草、炮姜、桃仁,名生化汤(《傅青主女科》):治产后恶露不行,少腹疼痛。

41.本方加党参、黄芪、鸡血藤、丹参,名滋血汤(《经验方》):治血虚引起月经量少。

42.本方白芍改赤芍,加三棱、莪术、延胡索、乌药、官桂,名琥珀散加味:治瘀阻引起痛经。

43.本方去川芎,加菟丝子、杜仲、覆盆子、肉苁蓉、鹿角霜、五味子,名毓麟珍珠汤(《景岳全书》):治肾脏精血虚少,胞宫失养,致使不能摄精受孕。

44.本方熟地改生地,加陈皮、白术、黄芩、茴香,名九味香附丸(《济阴纲目》):治经期延后,色深红量少,精神抑郁,胸闷不舒,嗳气,腹胀甚有微痛。

45.本方去川芎,加菟丝子、淮山药、茯苓、柴胡、黑芥穗,名定经汤(《傅青主女科》):治肾虚兼肝郁引起月经先后无定期。

46.本方去川芎,加山萸、党参、白术、麦冬、黑芥穗、巴戟肉、升麻,名顺经两安汤(《傅青主女科》):治心肾两虚引起经前便血,量多,经色不深,面色苍白,头昏眼花,耳鸣心悸等症。

47.本方熟地改生地,加丹皮、桃仁、红花、木香、香附、延胡索、甘草,名生地血热方(《万病回春》):治血热引起痛经,周期有时提前,量多,色红或紫,稠黏而臭,时下血块。

48.本方去熟地,加桂心、蓬莪术、牡丹皮、党参、牛膝、甘草,名温经汤(《妇人大全良方》):治寒凝引起月经停闭数月,面青,少腹冷痛,四肢不温,大便不实,苔白,脉沉紧。

49. 本方去川芎,加党参、杜仲、白术、炙草、陈皮,名胎元饮(《景岳全书》):治气虚引起妊娠初期胎漏。

50. 本方去川芎,加阿胶、艾叶、党参、甘草,名当归胶艾汤(《金匮要略》):治血虚引起妊娠腰酸腹胀,自觉胎动不安,或有阴道流血,面色萎黄,头昏心悸,舌淡红,脉细弱。

51. 本方去川芎,熟地改生地,加黑栀、赤茯苓、黄芩、泽泻、滑石、木通、甘草、车前子,名加味五淋散,治实热证引起子淋。

52. 本方去熟地,加紫苏、腹皮、人参、陈皮、甘草,名紫苏饮(《济生方》):治妊娠胸闷腹胀,窒塞不舒,呼吸不畅,食后更甚,坐卧不安等子悬证。

53. 本方去熟地,加黄芪、白茯神、党参、龟板、枸杞,名蔡松汀难产方:治气血虚弱之难产。

54. 本方去川芎,熟地改生地,加独活、甘草、桂心、细辛、远志、吴萸、干姜、蜜,名大岩蜜汤(《千金要方》):治产后心包络痛、产后真心痛。

55. 本方加人参、白术、陈皮、升麻,名举胎四物汤(《医宗金鉴》):治转胞,症见妊娠7~8月,饮食如常,小便不通,少腹胀急疼痛。

56. 本方去熟地,加茯苓、白术、泽泻,名当归芍药散(《金匮要略》):治妊娠腹中绵绵作痛。

57. 本方加人参、淮山、茯苓,名人参滋血汤(《产宝百问》):治月经过少症型之一,多因素体虚弱,久病失血伤阴,或脾胃损伤,生化之源不足,冲任血虚所致。

58. 本方熟地改生地,加黄柏、知母、黄芩、黄连、阿胶珠、艾叶、香附、炙草,名先期汤(《证治准绳》):治月经先期,色紫量多,心烦口渴。

59. 本方加知母、黄柏、茯苓、黄芪,名止渴四物汤:治产后失血,多汗,耗伤津液,或阴虚火旺,灼伤津液。

60. 本方加荆芥、防风,名荆防四物汤:治气血骤虚,卫外不固,外邪乘虚而入,症见恶寒发热,头痛,肢体疼痛,无汗或咳嗽流涕。

61. 本方去川芎,加炒黑豆、肉桂、干姜、甘草、蒲黄,名黑种散:治产后气血暴虚,虚阳上冒清窍,或恶露不下,内有停瘀,上攻心胸,以致突发头晕,昏厥,不省人事。

62. 本方加钩藤、木瓜,名钩瓜四物汤(《经验方》):治产后肝血不足者,手足拘急,头昏目眩,不愿视人,两目干涩等。

63. 本方去白芍,加人参、黄芪、茯神、天麻、炙草、陈皮、荆芥、防风、姜活、姜川连,名滋荣活络汤(《傅青主女科》):治产后气血暴虚,百骸少血濡养,出现突然口噤项强,手足筋脉拘急,类似中风症候。

64. 本方去熟地,加人参、干姜、甘草,名增损四物汤:治产后两虚,阴阳不和或败血留滞,经脉阻闭,营卫不调出现产后乍寒乍热等症。

65. 本方去白芍,熟地改生地,加柴胡、黄芩、牡丹皮、黄连、山栀、升麻、甘草,名柴胡清肝散(《证治准绳》):治产后肝热者,乳胀,乳汁自出较浓,兼见烦躁易怒,口苦咽干,宜平肝清热。

66. 本方熟地改生地,加羊肉、桂心、甘草、生姜,名羊肉汤(《千金要方》):治产后中风,久绝不产,经水不利,乍赤乍白,及男子虚劳冷盛。

67. 本方加羊肉、黄芩(《肘后方》用黄芪)、甘草、防风(《肘后方》用人参)、生姜,名羊肉当归汤:治产后腹中,心下切痛,不能食,往来寒热。

68. 本方去熟地,加白蒺藜、防风、荆芥穗、何首乌、黄芪、甘草,名当归饮子(《证治准绳》):治妇人阴虚血燥者,外阴部或阴道内瘙痒,甚则奇痒难忍,坐立不安。

69.本方去川芎,熟地改生地,加阿胶、丹皮、黄柏、牛膝、香附、红枣、小黑豆,名清肝止淋汤(《傅青主女科》):治肝经湿热带下、湿毒带下等。

70.本方去熟地,加人参、茯苓、白术、桂枝、粟子,名人参胃风汤(《和剂局方》):治妇人体虚,因脏腑劳损,气血不调及风冷热毒搏于大肠所致的便血。

71.本方去白芍,加牡蛎、茯苓、龙骨、续断、艾叶、人参、五味子、地榆、甘草,名牡蛎散(《世医得效方》):治产后恶露淋漓不绝,胸闷短气,四肢乏力,不思饮食,头目昏重,五心烦热,面黄体瘦。

72.本方去白芍,加山萸、五味子、淮山药、黄芪、木瓜、白术、独活、炒枣仁,名补肝散(《证治准绳》):治肝肾气血亏损,胁胀作痛,或头眩,寒热身痛,月经不调。

73.本方加防风、姜活,名补肝散(《杂病源流犀烛》):治妇人酒色过度,胁痛不止。

74.本方去川芎,加黄柏、知母、龟板、陈皮、牛膝、锁阳、虎骨,名虎潜丸(《丹溪心法》):治妇人阴虚有热,筋骨痿软。

75.本方去川芎,加鹿茸、肉苁蓉、杜仲、白术、附子、肉桂、人参、五味子、石斛、半夏、黄芪、茯苓、甘草,名鹿茸大补丸(《杂病源流犀烛》):治妇人肾阳虚,腰部酸痛,四肢酸软,畏寒肢冷,舌淡,脉沉细等。

76.本方去川芎,加黄芪、人参、茯神、麦冬、白术、五味子、肉桂、陈皮、阿胶、牛膝、甘草,名补气黄芪汤(《圣济总录》):治妇人脏腑虚损,而致咽喉干痛,声音嘶哑,鼻不闻香,面肿,胸闷气短,咳嗽吐血,饮食减少,消瘦乏力,发热等。

77.本方白芍改赤芍,熟地改生地,加柴胡、连翘、牛蒡子、黄芩、生栀子、花粉、甘草节,防风,名柴胡清肝汤(《医宗金鉴》):治妇人发于肋部(指腋下,胸之两侧)之痛。

78.本方加白术、人参、茯苓、陈皮、贝母、香附、桔梗、甘草、姜、枣,名香贝养荣汤(《医宗金鉴》):治中年以上妇女乳岩。对治疗妇女乳腺小叶增生亦有效。

79.本方加天麻、羌活、木瓜、菟丝子,名神应养真丹(《外科正宗》):治妇女产后脱发。

80.本方去熟地,加肉桂、牛膝、威灵仙、杜仲、大黄,名桂心汤(《圣济总录》):治妇女因风邪乘虚侵袭肾经,或操劳不慎突然发作的腰痛。

81.本方加茯苓、半夏、橘皮、鳖甲、乌梅、姜、枣,名芎归鳖甲饮(《张氏医通》):治妇女久疟形成的脾脏肿大。

82.本方加羌活、桂枝,名姜桂四物汤(《经验方》):治妇女无寒热,经行身痛。

83.本方熟地改生地,加黄芪、地骨皮,名六神汤(《御药院方》):治经后发热,兼见脾虚、肝热症状者。

84.本方加麻黄,名麻黄四物汤(《经验方》):治经行身痛而胀,无汗者。

85.本方加桂枝,名桂枝四物汤(《经验方》):治经行身痛不胀,发热恶寒有汗者。

86.本方加阿胶、白芷、续断、干姜、炙甘草、附子、肉桂、吴萸、白术、蒲黄,名内补当归丸(《证治准绳》):治因气滞血瘀或血寒凝滞以致月经来时多含血块。

87.本方去熟地,加白术、人参、肉桂、茯苓,名胃风汤(《太平惠民和剂局方》):治妇人风冷乘虚,入客肠胃,水谷不化,泄泻及下,腹胁虚满,肠鸣绞痛,及肠胃湿毒,下如豆汁,或下瘀血,日夜无度。

88.本方去熟地,白芍改赤芍,加猪苓、泽泻、白术、阿胶,名分利五苓汤(何绍京《经验方》):治经前便血、经行便血。

89.本方去熟地,加姜黄、延胡索、牡丹皮、莪术、红花、桂心,名姜黄散(《证治准绳》):治妇人血脏冷,月经不调,脐腹刺痛。

90.本方熟地改为生地,白芍改赤芍,加黄芩、赤茯苓、陈皮、红花、甘草、五灵脂、姜、酒,名泻血四物汤(《医宗金鉴》):治妇人脾胃湿热上熏于肺所致的白屑。

91.本方去熟地,白芍改赤芍,加红花、丹参、桃仁、益母草、金银花、白茅根、板蓝根、紫花地丁(或蒲公英),名益肾汤(山西省中医研究所):治妇女慢性肾炎。

92.本方去熟地,加益母草、木香、柴胡,名得生丹(《同寿录》):治妇人气滞血瘀,经期不准,行经腹痛,癥瘕痞块。

93.本方熟地改生地,加柴胡、黄芩、连翘、牛蒡子、防风、天花粉、甘草,名柴胡清肝汤:治妇人忧愁思顾、暴怒伤肝引起的小叶增生。

94.本方去熟地,加赤茯苓、桑白皮、防风、官桂、麻黄、甘草,名茯苓川芎汤(《证治准绳》):治妇人风湿邪袭肢节、经络引起的痹证。

95.本方去川芎,加生地、丹皮、生甘草、黄芪、秦艽、肉桂、橘皮、升麻,名升麻去湿和血散(《丹溪心法附余》):治妇人因湿毒蕴结大肠所致便血颜色不鲜,或紫黑如赤豆汁,腹不痛,胸膈胀闷,饮食减少,面目发黄,小便不利。

96.本方去川芎,加淮山、山萸、牡丹皮、茯苓、泽泻、柴胡、栀子、酸枣仁,名汤水清肝饮(《医宗己任编》):治妇人发热胁痛,耳聋口干,手足头面似觉肿起。

97.本方去川芎,加麦门冬、白术、酒生地、陈皮、盐知母、盐黄柏、生姜、大枣,名滋阴降火汤(《杂病源流犀烛》):治妇人阴虚火旺,唾血鲜红。

98.本方去川芎,加山萸、五味子、元参、丹皮、炒栀子,名润肝汤(《辨证录》):治妇人心烦易怒,至夜口干舌燥,睡眠短少。

99.本方去川芎,熟地改生地,加黄芪、丹参、郁金、党参、黄精、泽泻、淮山药、山楂、神曲、陈皮、秦艽、板蓝根、甘草,名强肝汤一号(山西省中医研究所方):治气血不足,脾虚、肾虚、肝郁等症型慢性肝炎。

100. 本方加椿根皮、黄柏、良姜,名愈带丸(《公可鹤亭集方》):治妇人黄白带杂下。

101. 本方白芍改赤芍,加枳壳、紫苏、香附、陈皮、丹皮、红花、牛膝、独活、甘草,名通经导滞汤(《医宗金鉴》):治产后恶露未尽。

102. 本方去熟地,白芍改赤芍,加桃仁、红花、肉桂、丹皮、延胡索、乌香药、香附、枳壳、木香、甘草,名活血汤(《寿世保元》):治妇女宫外孕。

103. 本方去川芎,熟地改生地,加桃仁、红花、苏木、大黄、芒硝、甘草,名消瘀饮(《古今医鉴》):治妇人瘀血所致痛经。

104. 本方去熟地,白芍改赤芍,加五灵脂、牡丹皮、乌药、延胡索、桃仁、红花、甘草、香附、枳壳,名膈下逐瘀汤(《医林改错》):治妇人脉弦的少阳证。

105. 本方加石膏、知母,名石膏六合汤(《王海藏》):治妊娠伤寒,而有身热不恶寒,有汗口渴,脉长而大的阳明经证。

106. 本方加茯苓、泽泻,名茯苓六合汤:治妊娠伤寒,而有小便不利的足太阳膀胱腑病。

107. 本方加栀子、黄芩,名栀子六合汤(《王海藏》):治妊娠伤寒,经过发汗或攻下后,虚烦不得眠者。

108. 本方加防风、制苍术,名风湿六合汤:治妊娠感受风湿,四肢骨节烦疼,头痛发热而脉浮者。

109. 本方加升麻、连翘,名升麻六合汤(《王海藏》):治妊娠伤寒下后过经不愈,转为温毒发斑如绵纹者。

110. 本方加厚朴、炒枳实,名朴实六合汤:治妊娠伤寒,经过发汗或攻下后,心下虚痞,腹中胀满者。

111. 本方加大黄,名大黄六合汤(《王海藏》):治妊娠伤寒,大便色黑而硬,小便色赤而畅,腹胀气满,脉沉数的阳阴、太阳本病。

112. 本方加黄芩、白术,名温六合汤(也叫黄芩六合汤)(《王海藏》):治气虚血热引起的月经过多。

113.本方加黄连、香附,名连附六合汤(《王海藏》):治气滞血热引起月经过期,来时色黑不畅。

114.本方加黄连、栀子,名热六合汤(《王海藏》):治月经妄行,发热心烦,不能睡卧,血虚有热。

115.本方加附子、干姜,名寒六合汤(《王海藏》):治月经色淡而少,腹痛气短,脉虚。

116.本方加厚朴、陈皮,名气六合汤(《王海藏》):治月经不畅,腹胁胀痛。

117.本方加秦艽、羌活,名风六合汤(《王海藏》):治血而生风,头目眩晕。也可治产后血脉空虚,感受风邪而发痉厥的症候。

118.本方去熟地,加牛膝、桃仁、丹皮、桂心、木香、延胡索,名牛膝散(《妇人良方》):治妇人血瘀经闭,脐腹刺痛等症。

119.本方去川芎,加虎骨、当归、鹿板、黄柏、牛膝、锁阳、知母、陈皮,名虎潜丸(《丹溪心法》):治妇人肝肾亏,筋骨痿软,不能步履等症。

120.本方去熟地,加姜黄、莪术、红花、桂皮、延胡索、牡丹皮,名姜黄丸(《证治准绳》):治妇女宫冷,月经不调,脐腹刺痛。

121.本方去川芎,加萱根、阿胶、甘草,名萱根汤(《小品方》):治胎动,腰腹痛、下血。

十八、天癸的盈亏与月经病治疗初探

月经病有月经失调(包括经期、经量的失调)、痛经、闭经等。临床表现反应在月经前期及经期的变化。正常的月经反映着"天癸"的周期变化,月经病是"天癸至"的正常生理规律受影响的外在表现,它直接反映到子宫的藏泄功能,所以,分经前期、经期、经后期分别立法治疗,以符合月经生理周期。

(一)经前期

为月经来潮前 14 天左右,以补益元阳、滋阴柔肝为治则。此期是阳气渐渐高涨的阶段。一方面,阳气高涨不能被抑郁,为子宫的行泄积聚动力;另一方面,体阴而用阳的肝脏,因体内阴精化阳而致肝阳偏盛。故经前期会有两种不同的发病倾向——阴病或阳病,经前期的正常与否直接影响经期。

(二)经期

是"血海满盈而泻""重阳必阴"阶段,子宫泻而不藏,去旧生新。这阶段可因经前的病理变化或正值行经感受外邪,致使经行不畅,或点滴淋漓。治疗原则为祛瘀生新,推动子宫之泄,为经后期子宫藏精而不泻创造条件。

(三)经后期

为月经周期第 4 天至 14 天。月经后"血海空虚",子宫藏而不泻,阴精渐盛,为经前阳气的高涨提供物质基础。此期可因子宫行藏无力而见月经淋漓,或气血生化不足影响下次月经周期的正常出现,并见不孕。故此期以益气填精、补气培源为治疗原则。

肝之疏泄功能在阴阳的转变中起重要的调节作用,月经周期阴阳消长的动态平衡需要肝脏维持,在治疗各阶段都应直接或间接顾及这一功能。因为,阴精充盈不等于有元阳高涨,元阳高涨不等于有"天癸至"而出现"任脉通,太冲脉盛"现象。阴阳顺利转化有赖于肝的疏通、调达。

(四)典型病例

王某,女,38 岁。经前少腹刺痛 3 年,经来初期量少,2~3 天后量多,色暗有血块,排出血块后痛减。行经 5 天,周期 30 天。素

感四肢畏寒,腰酸乏力,烦躁失眠,且面部见褐斑。初诊:经后3天,舌质淡红,苔薄白,脉细弦。拟方:

当归10 g　　白芍10 g　　熟地20 g　　仙灵脾10 g
栀子10 g　　党参15 g　　茯苓15 g　　郁金10 g
白术10 g　　首乌15 g　　远志6 g　　夜交藤30 g

服6剂后,复诊见失眠好转。效不更方,再进6剂。三诊值经后15天,舌淡红,脉缓和有力,左尺略浮而右尺沉细,治以益肾填精,疏肝健脾。药用:

当归10 g　　熟地30 g　　仙灵脾10 g　　仙茅10 g
党参20 g　　柴胡6 g　　白芍10 g　　栀子10 g
紫石英30 g　　白术10 g　　鹿角胶10 g

继投6剂。四诊:腰酸减轻,估计下周前后月经来潮,拟温肾疏肝,活血理气。药用:

当归10 g　　熟地30 g　　仙茅10 g　　仙灵脾10 g
桂枝10 g　　紫石英30 g　　党参10 g　　白芍20 g
香附10 g　　延胡6 g　　益母草30 g

6剂。五诊:月经来潮2天,少腹刺痛减轻,畏寒好转,仍有血块。舌质偏红,苔薄白,脉细滑。

治宜祛瘀生新。药用:

益母草30 g　　当归15 g　　肉桂6 g　　制大黄6 g
桃仁10 g　　红花10 g　　枳实10 g　　川芎10 g
延胡索6 g　　赤芍10 g　　党参10 g　　炙甘草6 g

3剂。如此进退调理3周期,经前少腹刺痛愈,月经来潮无不适,无血块,面部褐斑消失。

总之,月经病分阶段立法治疗,符合月经生理。结合月经生理周期的特点,辨证施治,行之有效。

十九、天癸与女性生理

天癸始见于《素问·上古天真论》:"女子七岁肾气盛,齿更发长;二七天癸至,任脉通,太冲脉盛,月事以时下,故有子;三七肾气平均,故真牙生而长极;四七筋骨坚,发长极,身体盛壮……七七任脉虚,太冲脉衰少,天癸竭,地道不通,故形坏而无子也。"说明天癸是一种关系到人体生长、发育和生殖功能的物质。它源于先天肾气,逐渐发育成熟而存于体内,随着年龄的增长,肾气虚衰而竭止。

(一)天癸是由大脑产生的一种阴精

对天癸的注释最早见隋杨上善,认为"天癸,精气也"。王冰认为其为"天真之气"。吴琨亦说:"天癸水也,是男精女血,天真所降也,故曰天癸。"

据辽宁省中医研究所赵有臣老师的推敲,"天癸竭,地道不通",此处的"天"指大脑,"地"指肾阴(生殖系统),"天真"就是大脑中产生的真元之气。天真由头部下降,促使自身的肾阴(生殖系统)发育成熟。这种自身的肾阴,除促进生长发育、生殖外,与人体的生长壮老及至年寿有很重要的关系。

现代医学认为,女性月经的调节主要是通过丘脑下部、脑垂体和卵巢的激素作用,称为丘脑下部-垂体-卵巢轴。丘脑下部促性腺激素的释放,促使垂体分泌促黄体生成素(简称LH)和促卵泡素(简称FSH),这两种激素离开细胞后进入血循环,作用于卵巢,使卵泡发育成熟,排卵,黄体形成,分泌雌孕激素,子宫内膜发生增生、分泌、脱落的周期性变化。月经周期性来潮而有生殖能力。卵泡产生的性激素,除促进生殖器官的发育外,还有助于维持其他女性征象,如乳房丰隆、乳头增大、腋毛、阴毛出现,脂肪分布于肩、胸、臀部,皮肤光滑细腻,富于弹性,形成女性体态。临床上卵巢切除的患者,失去性激素的支持,女性征象消失,性欲淡漠,皮下脂肪减少,皮肤失去弹性而无光泽等。

(二)天癸为无形之水

张志聪谓:"天癸,天一所生之癸水也。"说明天癸是属阴属水的一种物质,乃人体体液之一。张景岳《景岳全书·阴阳篇》明确指出,"元阴者,即无形之水,以长以立,天癸是也。强弱系之,古亦曰元精"。天癸是一种肉眼看不见而客观存在于体内的微量体液,称无形之水,天癸即其中的一种。

上文提到与天癸相仿,由垂体和卵巢分泌的性激素主要有四种:促卵泡生成激素(FSH)、促黄体生成激素(LH)、雌激素[(包括雌二醇E1)与雌酮(E2)]、孕激素。这些激素离开细胞后,均进入血循环,因为含量甚微,一般的检测方法无法测知,只有用放射免疫测定法,才可测知血中的含量。

(三)天癸乃肾中精气蓄极而生

马玄台曰:"天癸者,阴精也。盖肾属水,癸亦属水,由先天之气蓄极而生,故谓阴精为天癸。"

人出生后,禀受于父母的生殖之精由下而上行,促使头脑的发育;反过来,头脑发育成熟而产生真元之气,又由上而下降,使自身的生殖系统发育。到14岁前后,由大脑下降的真元之气越来越多,生殖系统发育成熟,而有"二七天癸至,月事以时下"的变化。天癸随着肾气的生理消长而变化。肾气初盛,天癸亦微;肾气既盛,天癸蓄极而泌;肾气渐衰,天癸亦渐竭以至竭止。笔者认为天癸是肾中精气蓄集促进大脑发育成熟,由大脑产生并客观存在于血液中的一种微量液体,具有促进人体生长发育、生殖的功能。

二十、天癸与性激素

要探索祖国医学中的"天癸"与现代医学中的"性激素"之间的内在联系,可以从中医学的"肾"与西医学的"内分泌"的关系谈起。更确切一点,可以从"月经的生理"来加以分析、探讨。

月经是女子所特有的生理现象,女子发育到 14 岁左右,卵巢开始成熟,与此同时,丘脑下部产生两种具有高度生物活性的促性腺素释放激素(Gn-RH),即促卵泡素释放激素(FSH-RH)和黄体生成素释放激素(LH-RH),通过垂体门脉系统的循环进入脑垂体前叶,促使脑垂体分泌促性腺激素。垂体分泌的性激素有三种:促卵泡生成激素(FSH)、促黄体生成激素(LH)、催乳素(PRL)。卵巢在 FSH 的作用下,卵母细胞开始发育成熟,同时卵泡不断释放雌激素,雌激素的释放量随着卵母细胞的不断成熟而增加。在雌激素的影响下,子宫内膜呈增殖期变化。当卵母细胞发育成熟后,就脱出卵泡,即排卵。排卵后的卵泡残余(即血体)在 LH 的作用下变成黄体,黄体继续分泌黄体酮和少量雌激素。子宫内膜在黄体酮的作用下,呈分泌期变化。排卵后九至十天若未受精,黄体开始退化,血液中黄体酮和雌激素的水平迅速下降,使子宫内膜突然失去性激素的支持而使功能层缺氧缺血,坏死膜落形成月经。月经的产生,虽与丘脑、垂体、卵巢、子宫等组织器官均有关系,但促成月经而起主导作用的,以性激素的调节为最主要因素。卵泡随性激素的调节而发育、成熟、排卵;子宫内膜受性激素的调节而出现增殖期、分泌期、月经期这样的周期性变化。因此,现代医学在临床上常用性激素来形成人工月经周期,用性激素抑制排卵,达到避孕目的。

就月经生理,祖国医学认为:"女子七岁肾气盛,齿更发长;二七而天癸至,任脉通,太冲脉盛,月事以时下,故有子……七七任脉虚,太冲脉衰少,天癸竭,地道不通,形坏而无子也。"(《素问·上古天真论》)清代初《女科辑要》的作者沈尧峰说:"天癸是女精,由任脉而来;月经是精血,由太冲而来。《经》言'二七而天癸至',因任脉通,斯时太冲脉盛,月事亦以时下。"说明历代医家都认为天癸能促使月经的产生和终绝,从而得出女子月经的初潮,由于天癸至;月经的变调,由于天癸病;月经的终绝,由于天癸竭的结论。《素问》所谓"形坏而无子"的"形坏",实质是指子宫和卵巢相继萎缩,既不排卵,也无月经,女子的生殖机能就此结束。

对此,我们还可以从清代医学家王孟英、近代医家恽铁樵的学说中获得依据。王孟英认为,"天癸,指肾水本体而言……即俞东扶所谓'精血之源头也'"。他还从天癸与肾气、肾精的关系,进一步说明天癸之充盛与否,影响到性欲之旺盛与衰退。他说:"女子二七、男子二八,肾气始盛,肾水乃足,天癸至矣……孩提能悲、能喜、能怒、能恩而无欲念。其有情窦早开者,亦在肾气将盛,天癸将至之年。"此后,恽铁樵又从当时西医学的腺体角度进行联系和阐述。他在《妇科大略》中说:"妇科所以特异者,全在生殖……男女生殖腺发育成熟者,则男子有精,女子有月事;其未成熟者,则否。乃知《内经》所谓'天癸'即指生殖腺;'天癸至',即指性腺之盛熟。"《内经》所谓"任脉通,太冲脉盛,月事以时下,故有子"。这一系列生理上的发育过程,其关键就在于天癸,这天癸自然是指性激素。由于冲任两脉存在于体内是不分老幼的,其"通"其"盛",天癸是决定因素。天癸是"肾气盛"的产物,冲任受天癸的促进而司月事。

《新中医》1974年第6期刊载江西南昌市第三医院《中药人工周期的运用和疗效观察》一文,文中第一方用"促性腺激素汤",其机理亦在于此。所以笔者认为祖国医学所指的"天癸"与现代医学所说的"性激素"性质相似,功能相同,实为同类。所谓"肾气盛则天癸至",其实质是指卵巢发育成熟后,在垂体性激素的作用下,卵细胞开始发育,而产生排卵、月经、生殖机能;而"肾气衰则天癸竭止"，其本就是卵巢功能衰退，生殖器官将失去性激素的支持而逐渐萎缩不用，其理同一。至此，我们可以说"天癸乃性激素之总称"。

二十一、试探季节、日干、时辰与分娩的关系

近30年来自然科学的发展，形成一门新的边缘学科，称为"时间生物学"。它是研究生物在各方面受时间的影响而发生的节律性变化，包括每日的节律和每月及每年四季的改变等。我国古代把这方面研究称为子午流注或中国钟。早在2000多年前，《黄帝素问·五运行大论》指出五运气客观的变化对万物（当然也包括人类）有多方面的影响，还指出："天覆地载，万物悉备，莫贵于人，人以天地之气生，四时之法成。"人类的生存、繁衍时刻受着周围环境的影响，人是依靠自然界大气的作用才有生命存在，并且和四时变迁一样，有规律地完成其生命活动。

人是自然界生物之一，时时刻刻与自然环境接触，两者关系是不能分开的。人与自然的关系，在《黄帝内经》里称为"人与天地相应"。我们根据"天人相应"的思想对孕妇分娩方式与季节、日干、时辰关系，对10517例产妇分娩的情况进行了统计与分析，供热心研究与开展计划生育、围产期保健工作者参考。现简介如下：

（一）资料来源

来自福州市台江区妇幼保健院1958—1982年10517例产妇，高龄初产妇511例除外，计有10006例（住院登记簿统计）。其中，初产妇5543例，经产妇4463例，难产者（包括转院和产钳、吸引器助产）2341例，顺产率为76.6%。

(二)分娩与季节关系

10006例分娩者,春季分娩1790例,顺产1235例,难产555例,顺产率为69%;夏季分娩2726例,顺产1993例,难产733例,顺产率为73%;秋季分娩3441例,顺产2808例,难产633例,顺产率为81.6%;冬季分娩2049例,顺产1629例,难产420例,顺产率为79.5%。分娩季节顺产率最高者为秋季,冬季分娩顺产率次之。

(三)分娩与日干关系

干支是天干、地支的简称。古人用天干和地支配合,作为纪年的符号。运用天干地支配五运六气对人与自然界以及阴阳之间的关系进行探索。《素问》说:"天四时阴阳者,万物之根本也。"又说:"故阴阳四时者,万物之终始也,死生之本也。"明确指出四时的变化是万物发生、发展和衰颓、毁灭的规律。我们运用天干的方法对孕妇分娩方式进行探讨。天干有十,即甲、乙、丙、丁、戊、己、庚、辛、壬、癸,按天干顺序排列推数,单数为阳,双数为阴。按天干阴阳属性,甲、丙、戊、庚、壬日为阳干日,乙、丁、己、辛、癸日为阴干日。统计10006例分娩与日干关系,甲日分娩884例,顺产660例,难产224例,顺产率为74.7%;乙日分娩1144例,顺产为933例,难产211例,顺产率为81.6%;丙日分娩877例,顺产594例,难产283例,顺产率为67.7%;丁日分娩912例,顺产736例,难产176例,顺产率为80.7%;戊日分娩1032例,顺产749例,难产283例,顺产率为72.6%;己日分娩1075例,顺产852例,难产223例,顺产率为79.3%;庚日分娩937例,顺产678例,难产259例,顺产率为72.4%;辛日分娩1226例,顺产994例,难产232例,顺产率为81.1%;壬日分娩856例,顺产609例,难产247例,顺产率为71.1%;癸日分娩1063例,顺产840例,难产223例,顺产率为 79%。在 10006 例分娩中,阳日共分娩 4586 例,顺产 3298 例,难产 1288 例,顺产率为 71.9%;阴日共分娩 5420 例,顺产 4367 例,难产 1053 例,顺产率为 80.6%,所以阴日分娩顺产率高。

(四)分娩与时辰关系

地支有十二,即子、丑、寅、卯、辰、巳、午、未、申、酉、戌、亥,按地支的阴阳属性,其中子、寅、辰、午、申、戌六个时辰为阳时,丑、卯、巳、未、酉、亥六个时辰为阴时。各时辰分娩人数为:子时(23—1点)705 例,顺产 533 例,难产 172 例,顺产率为 75.6%;丑时(1—3点)820 例,顺产 655 例,难产 165 例,顺产率为79.9%;寅时(3—5点)855 例,顺产 615 例,难产 240 例,顺产率为 71.9%;卯时(5—7点)984 例,顺产 776 例,难产 208 例,顺产率为 78.9%;辰时(7—9点)886 例,顺产 666 例,难产 220 例,顺产率 75.2%;巳时(9—11点)868 例,顺产 714 例,难产 154 例,顺产率为 82.3%;午时(11—13点)855 例,顺产 594 例,难产 261 例,顺产率为 69.5%;未时(13—15点)727 例,顺产 609 例,难产 118 例,顺产率 83.8%;申时(15—17点)884 例,顺产 672 例,难产 212 例,顺产率为 76%;酉时(17—19点)734 例,顺产 594 例,难产 140 例,顺产率为 80.9%;戌时(19—21点)796 例,顺产 543 例,难产 253 例,顺产率为 68%;亥时(21—23点)892 例,顺产 700 例,难产 192 例,顺产率为 78.5%。按地支属性,阳时分娩人数总共 4981 例,顺产 3617 例,难产 1364 例,顺产率为 72.6%;阴时分娩人数共为 5025 例,顺产 4048 例,难产 977 例,顺产率为 80.6%。阴时分娩顺产率比阳时分娩率高。

(五)体会

《灵枢·岁露》以"人与天地相参也,与日月相应也"为讨论生命的重要原则之一。《素问·生气通天论》说:"天地之间、六合之内,其气九窍九窍、五藏、十二节,皆通乎天气。"自然界和人是相互影响,相互依存的。人在形体上下、头足四肢、脏腑经络的功能本身就包括时间空间因素。

从收集的资料分析,一年四季中顺产率秋季最高,阴日比阳日高,阴时比阳时高,说明分娩与"天人相应"关系密切,时间与人的出生顺产难产息息相关,分娩受自然界气候阴阳消长规律的影响,也可以说明人的出生与自然界有不可分割的联系。为了保证下一代优生,减少孕妇并发症,探讨分娩时间的规律仍有一定的实际意义。限于个人水平,资料的分析仍属简单纯朴,有待进一步用现代科学方法整理研究,发掘提高,为发展祖国医学作出新的贡献。

二十二、生物节律与妇科临床关系

人和一切生物都有生物节律,也是"天人相应"的一种表现。研究生物节律与妇科临床关系有重要意义,"因时制宜"是中医治则之一。辨证论治必须考虑四时气候、昼夜变化对人体的影响,按不同时令采用不同的药物相应论治,验之临床,确能提高疗效。妇科临证时,也往往会遇到一些症候不明显,辨证难以着手者,时间因素亦可作为辨证论治的重要依据之一。《灵枢·顺气一日分为四时篇》说:"夫百病者,多以旦慧昼安,夕加夜甚……春生夏长,秋收冬藏,是气之常也,也亦应之,以一日分为四时,朝则为春,日中为夏,日入为秋,夜半为冬。朝则人气始生,病气衰,故旦慧;日中人气长,长则胜邪,故安;夕则人气始衰,邪气始生,故加;夜半人气入脏,邪气独居于身,故甚也。"张仲景在《伤寒论》《金匮要略》中都叙述了这样观点:"呼吸出入,上下于中,因息游布,津液流通,随时动作,效象形容,春弦秋浮,冬沉夏洪。"他同时叙述了六经病的生物节律现象:"凡病欲知何时得,何时愈?……日中得病夜半愈者,以阳得阴则解也;夜半得病明日日中愈,以阴得阳解也。""少阳病欲解时,从寅至辰上";"太阴病欲解时,从亥至丑上";"以少阴病欲解时,从子至寅上";"厥阴病欲解时,从丑至卯。"这样就为六经病的治疗提供了一个良好的时机。

妇科临床上有不少病症往往在半夜时发作,有人称之为"子时病症"。《素问·金匮真言论》说:"合夜至鸡鸣,天之阴,阴中之阴也。"子时为人体阴气最盛,阳气最微之时,因此对"子时病症"常可用温阳法而获效。这类临床报道甚多,例如妇女更年期综合征有的病人每于半夜骤发心悸气短,胸闷如堵,头晕目眩,语言低微,四肢不温,脉迟缓等,此乃心气虚弱,心阳不足,鼓运无权,心脉痹阻之故。故宜温补阳气,和营通脉。方用附片、肉桂、党参、黄芪、当归、熟地、丹参、红花、查肉等治疗,疗效可靠。笔者曾治一例月经期顽固的室性早搏,女,22岁,职员。每当月经来潮期子夜发生过早搏动(结代脉),早搏每分钟达15~20次,心电图提示室性早搏。患者自感心慌心累,病情日趋严重,不能坚持工作。多方治疗无效。经友人介绍邀余诊治。余细察此病每于子夜发作,乃阴盛阳虚,宜温阳益气。用附片、桂枝、仙灵脾、五味子、紫河车、麦冬、党参、鹿衔草、炙甘草等治疗。服药2个月,终于控制了室性早搏,身体康复。

近代医学家研究认为,人体白天的循环、呼吸、精力及各器官功能明显比夜晚高,机体对疾病的抵抗力白天较强,这样就和古人所说的"夫百病者,多以旦慧昼安,夕加夜甚"的现象相合(生物钟规律)。

临床上,凡妇科疾病属于肾气不足,阴虚阳亢最为明显之时,在16时以前投以益气养阴潜阳之中药,可望提高疗效。

祖国医学认为"子"(时)为阳始,"午"为阴之始。在一天中子时人体的神经活动、代谢、体温等均在最低点;之后渐渐增强,到次日午时达到高峰,午时以后又渐渐减弱。也有不少病人,午时开始发病,到子时症状发展到高峰,子时以后又缓解,症状发作有一定的时间性,这也属于阳气不足之症,也可用温阳法进行治疗,而且疗效较好。这是因为,午时一阴初生,阳气初衰,到子时阴气最盛而阳气最微。这类妇科患者阳气虚衰,不能敌其阴寒之气,故每于一阴初生之午时开始发病,症状一直持续到子时,子时阴气最盛,阳气最微,症状表现也就达到高峰。这是阳气虚衰的明证,用温阳法治疗肯定会提高疗效。

子午流注是以《内经》中"天人合一"的理论为基础的,是祖国医学理论之一,属于天人相应的范畴。子午是以十二地支中一个支代表昼夜时间,流注是指气血在经输中的运行,在某时至某经(脏腑)时便称为流注。故子午流注是气血在一昼夜间运行于脏腑的规律。临床上凡遇病症的发病时间有较强的规律性,便可按子午流注时间的归属脏腑,结合自身症状,考虑治疗方案,这样往往能提高临床疗效。

表1 子午流注二十四时归属表

小时	23—1	1—3	3—5	5—7	7—9	9—11	11—13	13—15	15—17	17—19	19—21	21—23
地支	子	丑	寅	卯	辰	巳	午	未	申	酉	戌	亥
流注	→	→	→	→	→	→	→	→	→	→	→	→
脏腑	胆	肝	肺	大肠	胃	脾	心	小肠	膀胱	肾	心包	三焦

医学研究中发现子午流注生物节律的科学性。如肾经时辰为酉(17—1时)。对一个健康妇女的肾功能研究表明:肾功能高峰在17时,指标为肾小球滤过率和肾血流量。按子午流注推论,12小时后,功能应最弱。在人体中肾中球滤过率和肾血流量确实在上午5时30分最小。

心的功能如心速率在清晨睡醒后最高,然后逐渐下降。但下降在11时至13时中断,而后突然上升。此时正是心经时辰午时

(11—13时),而最低点恰是子时(23—1时)。同样肺功能在寅时(3—5时)最强。这些研究说明子午流注的科学性。在中医妇科临床中,日生物节律在病理状态中也广泛存在。如妇女脏躁证,以12小时为周期交替烦躁易怒与神情抑郁。一些妇女脏躁证比较严重,表现也是以12小时为周期的。

同样,人体生理、病理过程都存在生物节律。张仲景在《阴阳大论》中说:"冬至之后,一阳爻升,一阴爻降也;夏至之后,一阳气下,一阴气上也。斯则冬夏二至,阴阳合也;春秋二分,阴阳离也。阴阳交易,人变病焉。此君子春夏养阳,秋冬养阴,须天地之刚柔。"张氏根据上述原理提出"春夏宜发汗","春宜吐","秋宜下"。同时,提出妊娠期也存在时间治疗节律:"怀身七月,太阴当养。"张氏又根据疾病周期性提出用药的时间性:"未发前以浆水服半钱。温疟加蜀漆半分,临发服一钱七。"《内经》也同样论及年生物节律。如《素问·六元正纪大论》中说:"先立其年,以明其气,金木水火土运行之数,寒暑燥湿风火临御之化,则天道可见,民气可调,阴阳卷舒,近而无惑,数之可数者。"这段说明根据运气学推称一年或多年的自然变化,从而可调和病气,这对指导妇科临床有一定的作用。

生命的月生物节律最明显的例子为妇女的月经周期,28天准时而来,其时间正好在"恒星月"周期27.32天和"朔望月"周期29.53天之间,妇女的黄体形成,正好为半月节律,时间为(14±2)天。

明代名医杨瀛州在300年前就指出补肾药应在早晨服用,这样就可避免被内源性激素分泌所抑制。

生物节律的机理从广义上而言,一般生物的性状是由遗传、环境、时间(包括时间节律)三者决定的。人也如此,因此人必须保持良好的生活习惯,包括必要的体力活动、体育锻炼和正常的作息制度。良好而适当的饮食(如避免过量饮食特别是过量晚餐)等已成一般常识。在妇科临床诊疗中应着重注意人的生活习惯要适应于人体的生物节律。人的作息制度违背了生物节律就会使人感到懒散无力,闷闷不快,长期严重违背生物节律就导致疾病,尤其是心脏疾病。

综上所述,掌握了大量的生物节律知识,包括像子午流注这种系统生物节律学说,对治疗妇女病能提高疗效。所以,"天人相应"观点是有充分科学根据的。遗憾的是中医"天人相应"观点长期以来并未受到重视。随着现代自然科学发展,尤其是近年发展起来的时辰医药学有力证明了"天人相应"的深刻的哲理和科学意义。因此,进一步综合地运用现代自然科学来研究"天人相应"体系,定会对妇科临床治疗疗效提高起到巨大的推动作用。

二十三、吴氏"妇女保健裤"保健机理探讨与妇女保健应用

"妇女保健裤"是中医妇产科主任医师吴熙依据祖国医学培补气血、祛瘀生新的原理,在近代中医药大师吴瑞甫的验方基础上,结合大量古方筛选出疗效安全可靠的药物,经特殊工艺配制而成的高新产品。本保健裤采用民间传统疗法——兜肚法,即将药物装入布囊,缚兜于腹部,通过腧穴的经络效应、穴位刺激效应、药物渗透效应、对免疫功能的作用,从而发挥调阴阳、和气血、通经脉等药理作用,达到保健之目的。它是妇女康复之宝裤、健身健美之珍品。

(一)"妇女保健裤"根据"敷脐疗法"的论述研制

敷脐疗法简称"脐疗",是药物装入布囊,缚兜于脐部。胎儿在母体内孕育阶段依赖脐带与母体联系,得到气血营养以保证发育。胎儿分娩离开母体,脐带萎缩的陷窝成脐眼。脐部在有形的人体发育成长的一生中都是至关重要的。古人从不同角度强调这一重要性,并冠以"神""阙"之名。大体有三种说法:(1)强调先天元神出入之道。该穴出自《针灸甲乙经》,属任脉。神,指元神;阙,有缺

空之义,其处凹陷空缺,故名神阙。《医宗金鉴》强调神阙"主治百病,及老人、虚人泄泻,又治产后腹胀,小便不通,小儿脱肛等症"。(2)强调位于中焦之化物功能。《针灸穴名解》:"本穴在脐,脐为先天之结带,又为后天之气舍,此间之气尚存。在内接近大小两肠,大肠为传导之官,变化出焉;小肠为受盛之官,化物出焉,两肠俱关于化,即大而化之谓神也。"(3)强调心主神明,水火相济。《道藏》曰:"……人身以神志为最贵。此穴为心肾(心藏神、肾藏志)交通之门户,故称之神阙。"

经络是运行全身气血、联系脏腑肢节、沟通上下内外、调节体内各部分的通路。神阙不仅是任脉的一个重要穴位,而且和很多经络、脏腑有着联系。《类经图翼》曰:"脐,足阳明下挟脐,足太阴之筋,结于脐;手少阴之筋,下系于脐;冲脉者,起于气街,并足少阴之经,挟脐上行,至胸中而散。督脉少腹直上者,贯脐中央。"这样,位于脐部的神阙,通过经络的作用,承上启下,联内系外,使人体所有的内脏器官、孔窍、皮毛及筋骨等紧密联结起来,构成一个统一的、有机的整体。

(二)保健机理探讨

1.经络效应

"妇女保健裤"用药物敷脐部,利用药物的直接或间接作用,不断刺激脐穴,通过皮肤吸收,经经络传导至脏腑,以流通经络、调整气血、补虚泻实、调整阴阳,从而达到治疗疾病的目的。脐位于任脉之海,和督脉相表里,与三阴相通,冲脉挟脐上行,督脉贯脐中央,冲任督一源三歧,三脉经气交相联络,行于十二经脉之间,网络周身,具有蓄溢经脉气血的作用,与女子月经、胎孕生理功能密切相关,共理人体诸经百脉。敷贴部位,既不离任督二脉,又兼顾和气血相关的穴位,如神阙、关元、气海、命门等,这表明"妇女保健裤"药物敷脐,可通过经络传导而起保健和治疗妇女疾病的作用。

2.穴位刺激效应

脐为神阙,又名气舍、维会,可升可降,补虚泻实,具有温肾回阳、苏厥固脱、运肠胃气机、化寒湿积滞等功能,主治百病。"妇女保健裤"药物敷脐,除药本身作用外,又可通过"药气"以及药物对穴位的刺激诱导作用,调动穴位经脉的功能,以达到保健和治疗妇女疾病的作用。

3.穴位渗透效应

现代生理学研究表明,在胚胎发育过程中,脐为腹壁最后闭合处,与全身结构比较,其表皮角质层最薄,屏障功能最弱,局部皮下无脂肪。在血液循环方面,脐皮肤除了一般皮肤所具有的微循环外,脐下腹膜还有丰富的静脉网。腹下动脉分支也通过脐部,且动脉结构还有特殊之处,这种特殊结构为药物迅速吸收创造有利条件。实验资料表明,"妇女保健裤"药物经表皮吸收包括两个时相:①穿透相:药物通过表皮角质层和表层进入细胞外间质。②吸收相:"妇女保健裤"药物含芳香性物质较多,多属脂溶性,通过表肤,从细胞外液迅速地弥散入血液循环。研究表明水溶性和脂溶性药物可经被动弥散,利于通过表皮细胞间隙或皮毛囊脂腺、黏膜细胞以迅速吸收,尤其是一些高分子物质,穿透骨层而渐渐被吸收。"妇女保健裤"就是应用活血化瘀、疏通经络、健脾和胃、补肾壮腰等药物敷脐后,被均衡地吸收,而达到局部和全身保健与治疗的目的。关于药物自脐吸收,前人也有验证。清代吴尚先认为药敷与口互通,并指出芳香性中药有"通经走络,开窍透骨,率领群药,开结行滞,直达痛所"的功效。"妇女保健裤"重视药物"气"的作用。所谓取诸气而已,从窍入,非仅口鼻之一谓。"药物之气通过皮毛孔窍,入于经络,入走脏腑,达于病所,发挥治疗作用。"

4.对免疫机能的作用

历代中医针灸文献里脐又名神阙,属任脉经,古时为禁针之所,故敷脐疗法备受重视。因为"肚脐为穴中之穴",是强壮保健常用穴位,且有健脾益胃、益气固脱、温补下元的作用。现代医学实验证明,"以温药贴脐疗法"可提高机体免疫力。"妇女保健裤"主要药物是温性药,因此可以提高人机体免疫力和抗病能力,从而达到强身、健体、防病、治病的目的。

5. 从解剖生理角度探讨

脐部的皮肤比较薄弱,脂肪较少,该部有腹壁下动脉、静脉,分布第10肋间神经的前皮支。其中以腹腔丛及盆腔丛最为主要,它们支配着所有腹腔和盆腔的脏器和血管。因此,脐部有较强而迅速的吸收能力,有良好的感受力及传导能力。

6. 从物理、化学的角度探讨

由于药物有效成分中的化学物质(酸性、碱性、生物碱等)的渗透和被吸收,通过化学刺激及物理刺激作用于神厥穴及脐部皮肤感受器,一方面能补给能量(化学能及物理能),同时使穴位组织兴奋,代谢加强,并沿经络系统起到疏通经脉、调通气血的作用,还使皮肤神经末梢发出冲动(生物电),刺激局部神经末梢和微细血管,通过神经系统反射与传导,经反射传至大脑皮质,使神经功能得到调整。同时,调节脏腑,调节机体植物神经机能;改善内脏及组织的生理活动和病理变化,从而达到治疗疾病的目的。

(三)治疗方法与体征选择

1. "妇女保健裤"药物组成

(1)月方:川芎、当归、红花、益母草、泽兰、炮姜、肉桂、香附等。

(2)日方:吴茱萸、川芎、当归、石菖蒲、白芍、白术、人参、艾叶、木香、陈皮。

(3)半月方:山茱萸、枸杞、绒毛(人工流产胚胎组织)、淫羊藿、砂仁、蔻仁、楂肉。

2. "妇女保健裤"药物载体制作

敷袋为布料,制成日、月、半月形袋子,是目前中国唯一用三种形状的外敷袋。将上药研成极细末,按日、月、半月处方,分别装入日、月、半月袋子缝制后装入保健裤备用。因为"妇女保健裤"药物多属芳香挥发性,应及时打粉,按量装入日、月、半月袋备用,否则原药容易挥发,影响药效。

3. 体征选择

(1) 腹痛:妇女经期或平时少腹痛甚,冷痛、久痛或刺痛。多见绞痛,按之痛增或疼痛拒按。

(2) 经血:妇女出现经血淋漓不断或突然下血。其色黑或紫,夹有瘀块。

(3) 肥胖症:妇女体质肥盛,恣食厚味,气虚多痰,带下量多,心跳气短等。

(4) 肾虚症:妇女精神疲倦,头晕耳鸣,腰酸腿软,月经不调或素体形寒肢冷,小腹寒冷。

(5) 脾胃症:妇女体征出现水肿,或呕吐,或泄泻,或呃逆,或厌食,或鼓胀等。

(6) 舌:舌质暗红或紫暗,尖、边或体有紫瘀色点或瘀斑。

(7) 脉:多见沉弦或沉涩。

(8) 瘀血凝结:瘀久成块,故腹腔可触及积块。

(9) 脸:部色素沉着,或脸色晦、暗、滞。巩膜有瘀斑或血丝。

以上九点为使用保健裤的主要体征。

(四) 临床体会

1. 直达痛所,疗效迅速

本疗法通过药物直接填敷在脐部,由于脐与诸经相通,能使经气循行并交通于五脏六腑、四肢百骸、五官九窍、皮肉筋膜,药物得以循经直趋病所,从而去除病邪,促进机体康复。中医认为,脐即为"神阙"穴,是元神出入之处,脐窝位于任、冲二脉交会之处,故而与诸百脉相通,更于奇经纵横之间,具有溢蓄经脉气血的作用。

可见,在脐部辨证敷药,或有效地刺激穴位,即可通过经脉之循行输布而发挥其治疗疾病的作用。

2. 功专力宏,简单易行

本疗法具有功专力宏、经济方便、安全有效、简单易行的优点。特别近年来,化学药物的一些毒副反应使人视为畏途,口服有时也因良药苦口而难以吞咽。"妇女保健裤"用药量少而又使用方便,着实优于口服给药途径,值得推广。

3. 殊途同功,提高疗效

从现代制剂给药方式看,"妇女保健裤"属高新产品,有如下特性:(1)不经过肝的"首过效应",不被胃肠破坏。(2)提供可预定的和较长的作用时间。(3)血药浓度稳定,降低了药物副作用。(4)避免多剂量给药,使多数病人易于接受。(5)减少给药次数,降低病人个体和内在差异。穴位经络综合作用一般贴剂难以达到。(6)本剂型能使药物按一定量配伍,用药量固定,可定性地检测药品,利于药品质量标准的确定和控制。(7)从现代药物角度来看,"妇女保健裤"中芳香性药物较多,多属脂溶性,利于通过表皮细胞间隙或毛囊、汗腺、黏膜细胞迅速吸收,达到局部或全身治疗的目的。

4. 皮肤过敏,暂缓使用

本品无明显禁忌证,但个别患者在炎热夏季易皮肤过敏时,应停止敷脐。在贴敷处起水泡时,不可搔破,谨防感染。若水泡较大,可涂紫药水,禁止用凡士林纱布。水泡不大者,可间隔一段时间再敷。夏季敷脐部位出汗太多时,应解下保健裤,用毛巾擦干汗水后再敷,避免皮肤过敏。

二十四、妇女病穴道指压术

穴道指压用于治疗、保健,既无服药之不便,又无针刺之痛苦,简便易行,病人乐于接受。而且,只要掌握某些要领,还可以在家中进行自我指压或由家属帮助施术。

(一)指压的原理

穴道指压术,顾名思义,即用手指(掌)按压人体的穴道,以此维护健康和治疗疾病,也称为指压疗法。

穴道即穴位,位于体表,大多分布在经络的循行路线上,是人体经络气血输注出入的处所。它通过经络与脏腑密切相关,可反映各脏腑生理或病理的机能,也可接受各种刺激以调整各脏腑的机能。中医认为疾病的发生与脏腑阴阳偏盛或偏衰、经络气血运行障碍有关。指压穴道正是通过刺激体表的穴道,纠正脏腑阴阳的偏盛偏衰,改善经络气血的运行,从而达到防治疾病的目的。

从另一角度来看,皮肤有触觉、痛觉、温觉等感觉功能,而这些感觉功能与机体管理内脏器官活动的植物性神经关系密切,指压穴道可引起内脏的反射现象。同时,指压本身的直接压力以及对体液的影响,亦可波及内脏。

指压与按摩(推拿)不同:首先,前者对机体的作用过程是直接的压力反射,间接地促进血液循环;后者是间接的压力反射,直接作用于血液循环。其次,对机体的作用力亦不同,前者以垂直的压力,并有适度的变化,是静中求动的过程;后者用力则有节律性的变化,施术者利用手指、手腕的律动,使受术者的肢体轻微摇动,是动中求静的过程。

(二)指压的技巧

1. 指压力的方向、强弱

进行指压操作时,宜垂直用力。用力的强度应视患者的病情、体质、年龄而定。如对老年人及体弱者用力宜轻;对身体健壮,肥胖者或肌肉丰厚处的穴道,指压可重些。

2.指压的时间

一般情况下,每个穴道每次按压持续 3～7 秒。此外,还有缓压和持续压。

缓压:间断按压,分两段或三段压,前后总共 15～20 秒。

手掌各部位名称如图 1。

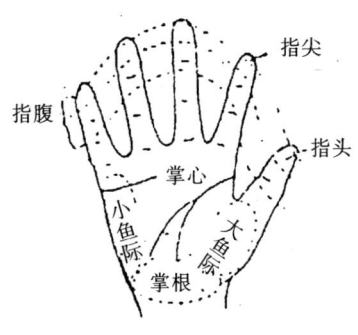

图 1

3.指压的手法

(1)单指头压,如图 2。

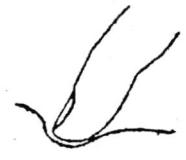

图 2

（2）拇指腹压，如图3。

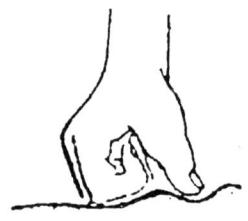

图 3

（3）三指头压，如图4。

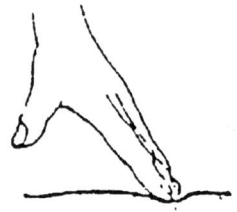

图 4

（4）五指头压，如图5。

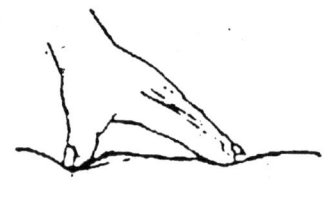

图 5

(5)手掌压,如图 6。

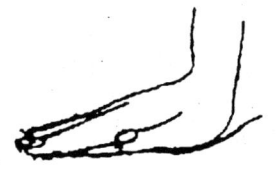

图 6

(6)掌根压,如图 7。

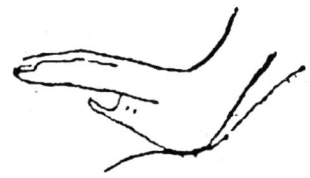

图 7

(7)小鱼际压,如图 8。

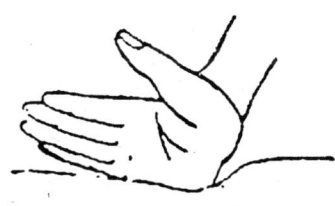

图 8

(8)握掌压,如图9。

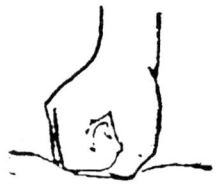

图9

(9)把握压,如图10。

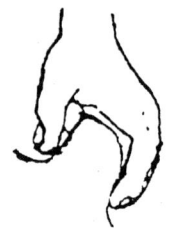

图10

持续压:持续按压30~60秒,此法注重压力透达内脏。

4.指压的顺序

各部位的指压顺序,应沿着肌纤维的方向进行,不可逆向指压。如图11、图12。

5.注意事项

(1)施术者开始着力时不宜用力太大、太急,以防穴道附近的肌肉骤然紧张起来,抵消了压力,使穴道无法受力。

(2)在肌肉结实的位置施压,要注意用力适度,否则,施力越大,患者的肌肉就越坚硬。所以施术者与患者都应放松身体肌肉,这是施压的先决条件。

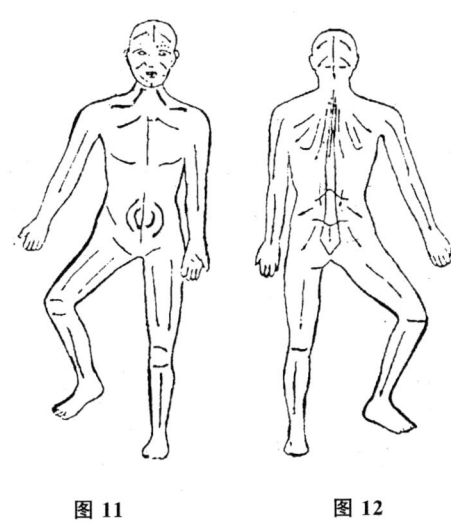

图 11　　　　　图 12

（3）不要对躺在弹簧床上的病人施压，受术者应躺在木板床上。

（4）指压时由一个指压点移至另一个指压点时，手指不可离开病人的肌肤。如果指压一处后，手指抬高离肌肤再指压另一处，效果就减半了。

（5）在探索指压部（穴道）时，手指不得在肌肤上来回摸寻，其压力也应持续下去，直至找出穴道所在。这时开着的穴道承受手指的压力，疗效就好；如果手指在穴道附近摸索太久，其张开的穴道可再度合闭。如果穴道已找到却不张开，这时应暂时减轻压力，但手指不离肌肤，然后又恢复加压，穴道应力而开。

（6）孕妇禁忌指压合谷穴、三阴交穴及腹部穴位。

（7）怀孕5个月以上或月经期妇女，不宜在腹部、腰骶部指压。

（8）施术者要经常修整指甲，以指甲与指顶端相齐为宜。

（9）冬天，施术者的手要暖和，以免因手冷触及皮肤而引起肌肉紧张。

(10)颜面生疮时应避免指压。

(11)患有呼吸器官疾病或心脏疾病者,不宜伏卧接受指压。

(三)指压治疗及保健

1.月经不调、痛经

病因与症状:月经不调多因内分泌失调所致,表现为月经周期紊乱,经血量增多或减少等。痛经是指行经前后或经期出现下腹疼痛等不适,有原发性(功能性)与继发性(生殖器官病变等)之分,与精神因素有一定关系。

相关穴道:①带脉;②归来;③阴廉;④阴仓;⑤血海;⑥曲泉;⑦阴陵泉;⑧地机;⑨筑宾;⑩三阴交;⑪蠡沟;⑫太冲;⑬腹部掌压点;⑭腰部掌压点三点(上为命门,中为阳关,下为腰俞)。如图13、图14。

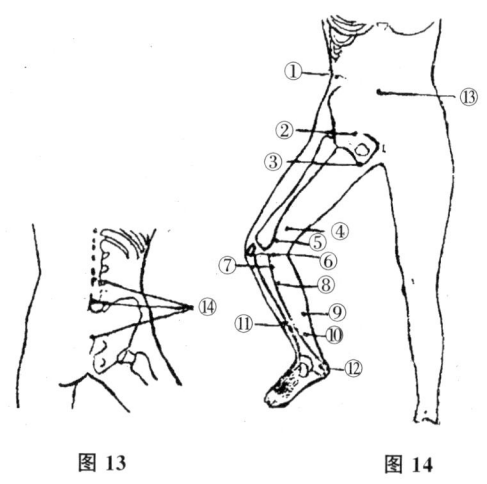

图 13　　　　图 14

指压技巧:

(1)腹、腹部及大腿根部①、②、③,以拇指腹轻压,左右各3秒,重复3次。

(2)下肢内侧④～⑫,以拇指腹缓压,左右皆3秒,重复3次。
(3)腹部掌压点⑬,以单手手心置于该处,静静轻压2分钟。
(4)腰部掌压点⑭,两手重叠,手心置于该处,静静缓压2分钟。

2.妊娠呕吐

病因与症状:在妊娠初期,由于内分泌不平衡,再加上精神的刺激,易引起呕吐。其症状是:空腹时或饭后胸口闷,吐出少量黏液胆汁或食物;唾液分泌增多,有时有厌食现象。

相关穴道:①哑门;②天柱;③翳风;④肩井;⑤膈俞;⑥肝俞;⑦胆俞;⑧三焦俞;⑨曲池;⑩足三里;⑪三阴交;⑫涌泉(足心);⑬鸠尾。如图15、图16。

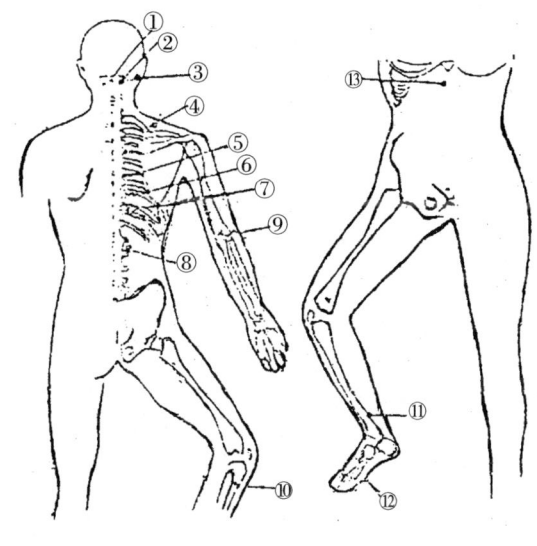

图15　　　　图16

指压技巧:

(1)头后部①～③,以拇指腹轻压3秒,重复3次(②、③左右同时指压)。

(2)肩背部④～⑧,以拇指腹左右同时缓压3秒,重复3次。

(3)手⑨、足⑪～⑫,以拇指腹缓压,左右皆3秒,重复3次。

(4)腹部⑬,单手置于该处,静静轻压2分钟。(手心重叠,配合呼吸)

3.浮肿

病因与症状:常见于过度疲劳、睡眠不足,整天站着或坐着工作的人。此外,营养缺乏或淋巴管的疾病也可引起浮肿。

浮肿是因血液中的水分由血管渗出,而进入周围组织细胞中所呈现的状态。身体各部分都可出现浮肿,其中尤以颜面和足部最易发生。若以手指按压浮肿部位,则凹陷不易浮起。足部浮肿提示有心脏病的可能,脸部浮肿有可能是肾脏病的征兆。

相关穴道:①关元;②人迎;③水突;④气舍;⑤膻中;⑥上脘;⑦中脘;⑧水分;⑨大横;⑩腹结;⑪膀胱俞;⑫中膂俞;⑬白环俞。如图17、图18。

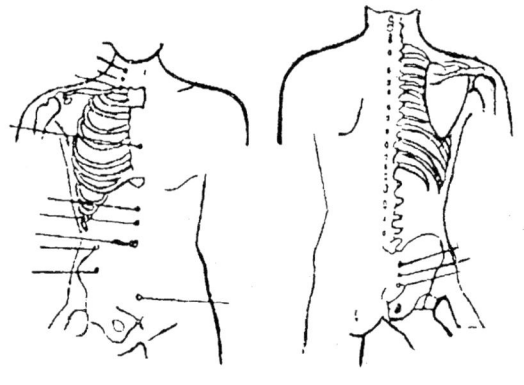

图17   图18

指压技巧:

(1)将手置于浮肿处,以手掌的重量,缓缓压1分钟,重复3次。

(2)下腹部①,以拇指腹深入压3秒,重复3次。

(3)前颈部②、③、④,以拇指腹,左右分别轻压3秒,重复3次。

(4)以手置于浮肿处,以手掌的重量,静压1分钟,重复3次。

以上第(1)~(3)点适用于脸部浮肿,第(4)点适用于手脚浮肿。

两者共同点:

(1)胸部⑤、腹部⑥~⑧,以两手拇指腹轻压3秒,重复3次。

(2)侧腹部⑨、⑩,手心置于该处,左右各压1分钟,重复3次。

(3)腰骶部⑪~13,以拇指腹左右同时强压3秒,重复3次。

4.性冷感症

病因与症状:性冷感是指女性在性行为时没有快感,又叫性冷淡。其绝大多数是精神因素造成的。此外,贫血、糖尿病、阴道及子宫疾患、内分泌异常、过分肥胖等,也可能造成性冷感。

相关穴道:①神庭;②上星;③前顶;④百会;⑤侧颜部掌压点;⑥后头部掌压点;⑦厥阴俞;⑧心俞;⑨膈俞;⑩肝俞;⑪胆俞;⑫脾俞;⑬胃俞;⑭三焦俞;⑮膏肓;⑯神堂;⑰意诘;⑱膈关;⑲魂门;⑳阳纲;㉑意舍;㉒胃仓;㉓腹部掌压点;㉔阴廉;㉕足五里;㉖阴仓;㉗三阴交。如图19、图20。

指压技巧:

(1)头部①~④,以拇指腹缓压3秒,重复3次。再以单手置于该处,轻压2分钟。(有安定精神的效果)

(2)侧颜部掌压点⑤,两手手心置于该处,轻压2分钟。(效果同上)

(3)后头部掌压点⑥,单手手心置于该处,轻压2分钟。

(4)背部⑦~㉒,以拇指腹左右同时强压3秒,重复2次。

(5)腹部掌压点㉓,单手手心置于该处,轻压2分钟。

(6)足部内侧㉔~㉗,以拇指腹分别左右强压3秒,重复3次。

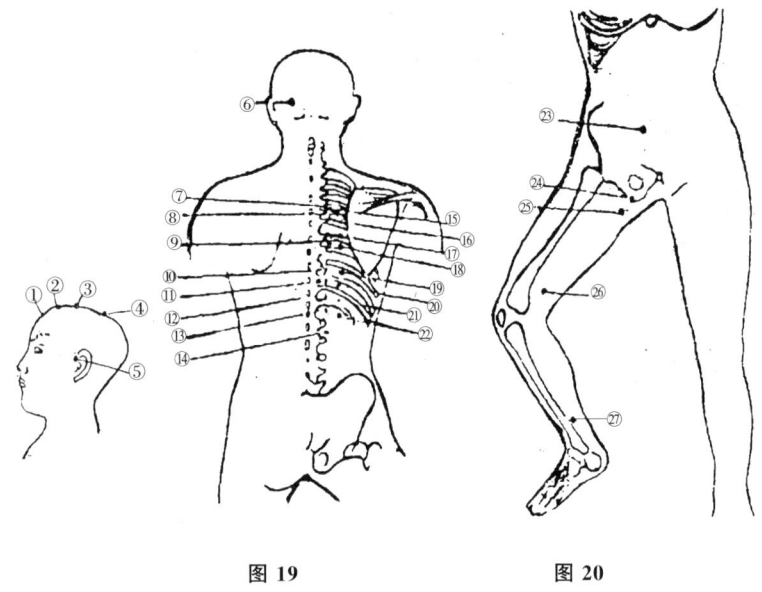

图 19　　　　　图 20

(7)会阴穴(前阴与后阴之间),以拇指腹缓压 3 秒,重复 3 次。

5.更年期综合征

病因与症状:女性从成熟期转变到老年期的过渡阶段(一般在 40~50 岁),称为更年期。更年期身体会产生各种不舒服的症状,如头痛、心悸、目眩、耳鸣、胸闷、便秘、性欲减退等。

相关穴道:①带脉;②归来;③阴廉;④阴仓;⑤血海;⑥曲泉;⑦阴陵泉;⑧地机;⑨筑宾;⑩三阴交;⑪蠡沟;⑫大钟;⑬腹部掌压点;⑭腰部掌压点三点(上为命门,中为阳光,下为腰俞)。见图 21、图 22。

指压技巧:

(1)侧腹、腹部及大腿根部①、②、③,以拇指腹轻压,左右皆 3 秒,重复 3 次。

(2)足内侧④~⑫,以拇指腹缓压,左右皆 3 秒,重复 3 次。

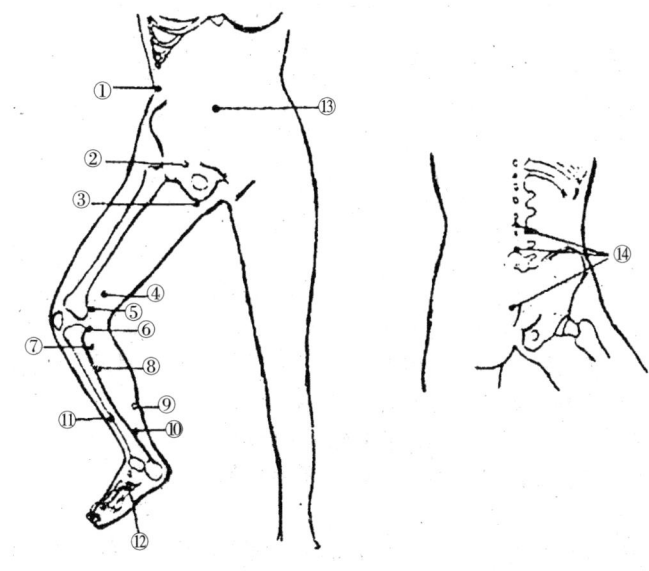

图 21　　　　　图 22

(3)腹部掌压点⑬,单手手心置于该处,静静轻压 2 分钟。

(4)腰部掌压点⑭,两手重叠,手心置于该处,静静缓压各 1 分钟。

6.预防难产

症状与指压作用:这里所指的难产,并非胎位不正,而是指孕妇平常过分保养又缺乏运动,使胎过大,或腰背、腹部肌肉松弛无力所致的难产。

指压时孕妇的最好姿势是侧卧或仰卧,避免对胎儿的不良影响,以防早产。

相关穴道:①天柱;②翳风;③肺俞;④胆俞;⑤三焦俞;⑥气海俞;⑦大肠俞;⑧小肠俞;⑨上髎;⑩次髎;⑪中髎;⑫胞育;⑬下髎;

⑭腹部掌压点;⑮手三里;⑯足三里;⑰三阴交。图23、图24。

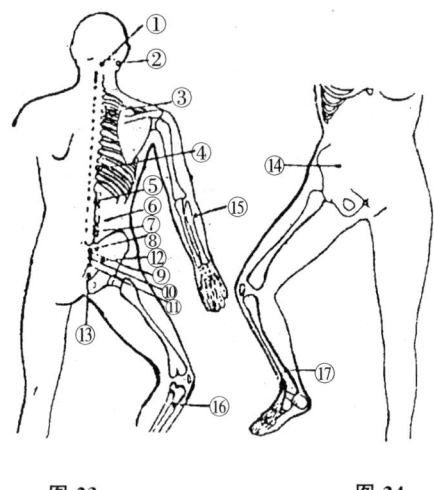

图23　　　　　　图24

指压技巧:

(1)后头部、背部、腰骶部①~⑬,以拇指腹左右分别轻压3秒,重复3次。(⑨~⑬缓压)

(2)腹部掌压点⑭,单手手心置于该处,缓缓轻压1分钟。(配合呼吸,直到感觉脉搏跳动为止)

(3)手与足⑮、⑯、⑰,以拇指腹缓压,左右皆3秒,重复3次。

7.减肥

症状与指压作用:有的人借助服减肥药、节食,或减少营养食品的摄入,来达到减肥的目的,这些措施都是不利于健康的。适度的运动,适当的营养,有规律的生活,再配合指压,才是消除身上多余脂肪的有效方法。

指压可以调整内分泌,改善体质,消除过多的皮下脂肪。

相关穴道:①足五里;②阴包;③曲泉;④阴陵泉;⑤三阴交;⑥梁丘;⑦足三里;⑧殷门;⑨委中;⑩承山;⑪腹部掌压点;⑫背部掌

压点(胃俞、三焦俞、胃仓);⑬上髎;⑭次髎;⑮中髎;⑯下髎;⑰小肠俞;⑱膀胱俞;⑲中膂俞。图25、图26。

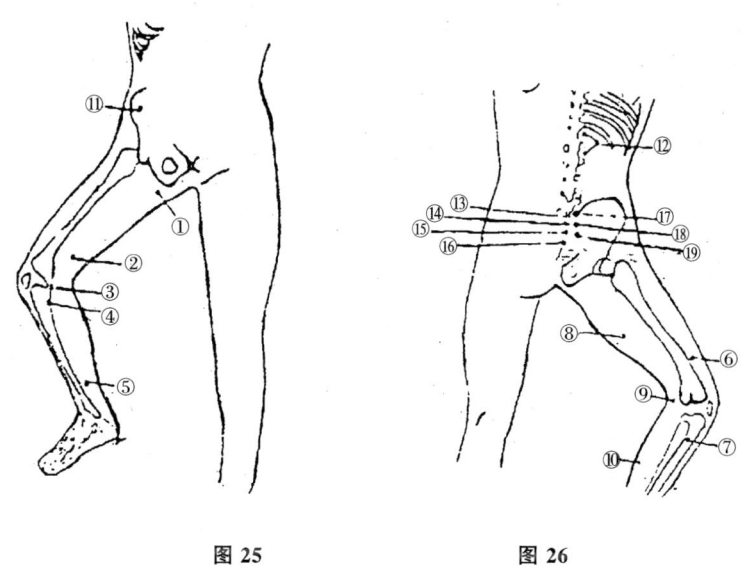

图25　　　　　图26

指压技巧:
(1)足内外侧①～⑩,以拇指腹强压,左右皆3秒,重复3次。
(2)下腹部掌压点⑪,单手手心置于该处,缓压2分钟(每天做掌压)。
(3)背部掌压点⑫,两手手心重叠,置于该处,强压2分钟。
(4)臀部⑬～⑭,两手拇指重叠,置于该处,左右同时强压3秒,重复3次。
辅助法:仰卧,两手抱膝,再突然放开,重复多次,每天坚持做此动作。

8.除皱纹
症状与指压作用:如果身体某部位神经传导产生障碍,影响脸部肌肉动作,使皮肤血液循环不良,则会出现僵硬或皱纹。此外,精神紧张也会产生皱纹。

指压可加强心脏功能,使血液循环畅通,同时增加皮肤的代谢功能。

相关穴道:①颜面掌压点;②颜面抓点;③肺俞;④心俞;⑤膈俞;⑥上髎;⑦次髎;⑧中髎;⑨下髎;⑩小肠俞;⑪膀胱俞;⑫中膂俞;⑬腰眼;⑭胞肓。图27、图28。

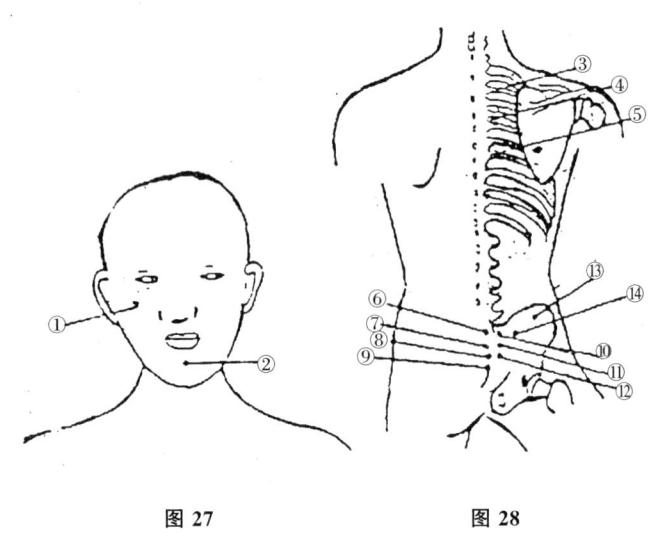

图27　　　　　图28

指压技巧:

(1)脸部掌压点①,两手手心置于该处,轻压3分钟。(只用掌压,不可用指压)

(2)颜面抓点②,以拇指和食指指尖细致地抓,每次做100次。

(3)背部③～⑤,以拇指腹同时左右强压3秒,重复3次。

(4)臀部⑥～⑭,以拇指腹左右同时强压3秒,重复3次。